# 蒙医 临床推理的 逻辑

妥斯根 编著

化学工业出版社

·北京·

## 内容简介

本书通过大量的蒙医临床诊断实证分析，归纳出蒙医临床推理和诊断过程的逻辑。本书的出版对于蒙医的诊断理论创新具有积极的推动作用，适合蒙医临床工作者及研究民族医药的学者参考使用。

**图书在版编目（CIP）数据**

蒙医临床推理的逻辑 / 妥斯根编著. —北京：化学工业出版社，2023.10
ISBN 978-7-122-43878-2

Ⅰ. ①蒙…　Ⅱ. ①妥…　Ⅲ. ①蒙医-临床医学-研究
Ⅳ. ①R291. 2

中国国家版本馆 CIP 数据核字（2023）第 139761 号

责任编辑：李少华　　　　　文字编辑：翟　珂　陈小滔
责任校对：宋　玮　　　　　装帧设计：关　飞

出版发行：化学工业出版社
　　　　　（北京市东城区青年湖南街 13 号 邮政编码 100011）
印　　装：北京科印技术咨询服务有限公司数码印刷分部
787mm×1092mm　1/16　印张 8¾　字数 173 千字
2023 年 11 月北京第 1 版第 1 次印刷

购书咨询：010-64518888　　售后服务：010-64518899
网　　址：http://www.cip.com.cn
凡购买本书，如有缺损质量问题，本社销售中心负责调换。

定　　价：58.00 元　　　　　　　版权所有　违者必究

# 编写说明

　　蒙医学是蒙古族劳动人民在与疾病的长期斗争过程中积累的经验总结，是中国医学宝库的重要组成部分，也是东方医学的组成部分。蒙古族在生产、生活实践中发明和积累了大量的适应本民族的生活习俗、生产条件及地理环境特点的医疗保健知识，逐步完善成为以调理寒热为基础的民族医学体系。蒙医学认为，人的生命节律与宇宙变化节律息息相关。人体是小宇宙，生命体恒动不息，但有始有终。内外协调则康，失调则病，紊乱则危，不相依则亡。

　　在快速发展的当今社会，蒙医学作为一种历史悠久的传统医学，也存在着很多发展上的限制。而笔者认为蒙医学目前最大的局限就是难以完全清楚地探明其内部逻辑特性与规律，因此研究蒙医临床推理就显得尤为重要。蒙医临床推理的研究不仅对蒙医学的发展是一种带动和促进，还为传统医学的推理提供了新的方向。这也是蒙医学一直提倡的将自然科学与人文科学相结合的理念，这样才能拓宽蒙医学发展的道路。

　　我们通过大量的实证分析，确定了蒙医临床推理是蒙医逻辑的研究对象和蒙医学的理论根基，是指传统蒙医临床医生通过"三诊"把握病症，根据蒙医病理查明病因，实施蒙医药治疗方案，最后通过检测疗效看看是否达到了消除病症之目的的推理。而且作为一种实践推理，蒙医临床推理除了具有主体性、动态性、互动性、非单调性等特征之外，还具有蒙医药学自身的本质特征。研究蒙医临床推理的逻辑，必须充分考虑到这些特征。通过对形式逻辑、归纳逻辑和非形式逻辑方案的研究，我们发现形式逻辑和归纳逻辑在处理蒙医临床推理作为实践推理上的不足。所以，我们侧重提供了能够充分考虑上述特征的非形式逻辑方案，最终确定了蒙医临床推理的类型。

　　蒙医临床推理的图示和蒙医临床诊断过程的图示是本书的重点，也是重要的创新之处。蒙医临床推理分为把握病症、查明病因、实施治疗和检验疗效四个环节，这四个环节是连续、重复并且环环相扣的动态过程，各个环节之间没有明显的界限。而把握病症和查明病因是蒙医临床推理最重要的两个环节，也是蒙医临床上诊断的过程。在蒙医临床上，准确的诊断过程是蒙医临床推理正确运行的基本前提和核心保障。所以探明蒙医临床诊断的过程，对蒙医学也有着举足轻重的意义。

　　由于时间精力所限，疏漏之处在所难免，敬请读者指正。

编者
2023 年 5 月

# 目　录

# 第一章
## 蒙医学简史与研究现状

蒙医学有着悠久的历史，也有着自己独特的理论。作为中国重要的传统医学，它有着重要的作用和意义。但是随着时代的进步，蒙医的发展也遇到了很多难题。蒙医现在的模糊性和不确定性成为了其发展过程中的绊脚石。如果蒙医想要走出当前的困境，那么探明蒙医的内部逻辑特点和规律就显得尤为重要。笔者通过相关文献了解了蒙医和临床推理的发展历程及其研究现状，希望从蒙医临床推理的研究基础出发，进一步探索新的研究方向。

# 第一节　研究背景与方法

　　蒙医学是蒙古族历经数千年的历史发展而形成的具有独特的理论体系和丰富的养生、诊疗手段的传统医学，是研究人体生命、健康的人文与自然科学相交叉的民族医学。蒙医学的传承、发展与创新，既要保持自身的特色和优势，又要与现代科技与理论相结合，充分发挥蒙医的特色优势。本节主要介绍了蒙医临床推理研究的背景、意义、难点和方法。

## 一、研究背景与研究意义

　　蒙医学是蒙古族传统文化的重要组成部分，也是东方传统医学的一个重要内容。就中国的传统医学而言，包括了中国各少数民族的传统医学。由于各个少数民族的历史文化、居住环境以及生活习俗的不同，使得这些传统医学的产生和发展也各不相同。其中部分民族医药不仅具备了丰富的诊治方法，还形成了自己独具特色的理论体系；而个别的民族医药只保留了少量的医书典籍，而且绝大部分书籍依然散落在民间，目前仍在整理当中；还有部分民族医药甚至文字记录都没有，只是通过口述或亲授等方式进行留存，其余的则有待进一步探索和整理。少数民族医学是通过长期相互吸收来不断的丰富自身的内容，其中中医学影响了绝大部分民族医药，与此同时还吸收了很多其他国家的传统医学。比如，藏医学是在七世纪中叶通过印度佛教的传入，并吸收了古印度的阿育吠陀医学，之后于八九世纪通过与唐朝的文化交流吸取了部分中医学，形成了如今的藏医学；同样蒙医学最早是因藏传佛教的传入，吸取了部分藏医学，同时与汉族的中医学以及俄罗斯医学等进行了结合。如今，现代科学技术在飞速地发展，人们的生活质量也日益提高。在这样的社会背景下，人类对健康的需求也在不断地提高。蒙医更是以药效好、起效快，毒副作用小、安全性高、绿色纯天然等特点日趋受到广泛的关注。蒙医是具有以"平衡"❶为主的中心思想，有以"三根七素"❷为基础的完整的理论体系，更拥有丰富临床实践经验和独特临床效果的传统医学。但是，如果想要使蒙医学能长久的发展，我们需要在保留蒙医本质特点的基础

----

❶　人与自然的平衡、人与社会的平衡、人体内在的平衡。
❷　三根：赫依、希拉、巴达干；七素：精华、血、肉、脂、骨、骨髓、精液（经血）。

上，结合现代科学技术方法，加强基础研究，采集准确的、客观的定性定量指标来诠释蒙医的机理机制；既要看清楚蒙医现在所处的特殊地位，又要认识到所面临的种种困难。作为北方游牧民族独特的传统医学，其已经很好地完成了在特定时期自己的历史使命，也为人类的繁衍做出了重要的贡献。但是，如今随着现代科学和主流医学的发展与冲击，蒙医学面临着前所未有的挑战。众所周知，随着岁月变迁，很多古老的学科、技术和方法在不断消失。蒙医学是非物质文化遗产之一，如何才能使蒙医在新世纪的科学浪潮中进一步发展呢？这是蒙医学目前最为迫切，而且也是最为艰巨的使命。

蒙医学不但具备自然科学的特质，还拥有社会科学的特质。因为蒙医学在最初的形成和发展过程中，除了受到自然科学的影响外，社会科学也发挥了主导作用。现在的蒙医学中以平衡为出发点的中心思想和寒热、五元、阴阳、三根七素的基础理论均是在古代蒙古族社会意识及哲学思想的基础上发展起来的，在形成时就受到哲学、伦理学等社会科学的影响。所以，蒙医学既是医学，也是蒙古族文化的一个重要分支。不能单纯地说它是自然科学或是社会科学，因为蒙医学是这两者相结合的产物，具有特殊的地位和意义。蒙医目前的理论体系、诊断方法和治疗手段都是以哲学思想为主导，即古代蒙古族人所尊崇天地人合一的思想，人和自然共生共存、相互影响和相互依赖，是以宏观思想和整体观为主导的古代朴素辩证唯物主义。这也导致了蒙医存在一些问题，使得蒙医的发展较为缓慢。蒙医医师对患者的诊断和治疗主要是以整体、宏观的视角做出判断，而往往忽略了从微观的角度去分析疾病发生的规律，从而在病情复杂的情况下，它的诊断和治疗会具有主观性、模糊性和不确定性。为了解决这一问题，蒙医医师开始尝试蒙西医结合的方法。众所周知，西医是利用高科技的精密仪器把人体从细胞开始剖析，更注重从微观的角度对病症本质做出解释，这与蒙医的指导思想完全相反。所以二者的结合只是表面的，并非内在的融会贯通。事实上，蒙医只是利用了高科技仪器和西医的某些理论和思想，而且并不能很好地吸收和理解，甚至于让西医的思路和方法凌驾于自己之上，主从含糊不清，久而久之，就会丧失蒙医原有的一些特色和内涵。蒙医从宏观角度出发，对患者所处环境、所从事的职业、身体特征等方面展开全面分析，再结合以往经验进行诊断和治疗。这不同于西医，给所有个体同一标准，从数据得出结论。蒙医的这一特点在对待个体差异上有着很大的优势。这也与现在的"精准医学"（precision medicine）有着许多相同之处。医学的发展经历了从经验医学到循证医学再到精准医学的一个过程，而目前正处于从循证医学到精准医学的发展进程中。循证医学注重的是大量的临床依据，不曾考虑个体的特异性。比如个体的遗传特异性所带来的差异。"精准医学"这个术语最初是由哈佛大学商学院的商业战略家克莱顿（Clayton Christensen）于 2008 年所提出，指通过表述分子来诊断，以便医师在不依赖于直觉和经验的情况下做出的明确诊断。它是根据对某种特定疾病的易感程度或者特定的治疗方法的反应为每位患者进行有针对性的治疗方案，并将它们分为若干个亚群。然后加强产生效果的患者的用量和条件，而免去那些无效患者的费用和副作用。"精准"包括"准确"和"精密"两重含义。精准医学可根据患者个体特异性制定个性化精准预防、精准诊断和精准治疗方案，是具有颠覆性的医学新模式。这一最新的医学方向却与古老的蒙医思想如出一辙，体现了蒙医的特点在当时的先进性与正确性，更加使得我们有必要探寻其思维及推理过程的实质。但是，蒙医的很多基础理论依旧是千百年前的，可当今社会已与古代有明显不同，人的体质、饮食等也有着巨大差异，而且它发展至今，并没有融合现代社会科学的新成果。所以，蒙医要想发展，必须结合社会科学，多学科交叉研究，顺应时代发展的潮流，这对蒙医的现代化进程具有重要意义。

## 二、研究难点与研究方法

从 2002 年开始，蒙医专家先后对蒙医现代化发展提出了自己的想法。针对蒙医临床诊疗中的合理性和有效性进行了肯定。如提出蒙医的发展必须基于自身的特点和优势，不能盲从，不能生搬硬套，应该强调多学科、多角度和多层次的研究。而且提出蒙医的发展必须融入现代社会科学的成果，引入现代化的分方法。另有一些专家也提到蒙医的发展离不开和社会科学的结合。民族医学是一门交叉学科，可以从不一样的角度和使用不一样的方式这两方面进行研究。

本书的难点在于蒙医本身就是传统的民族医学，它的平衡、宏观思想和一些基础理论都需要结合蒙古族的历史和文化进行理解、剖析，把蒙医与现代社会科学的成果进行交叉互助。但是在这个过程中，蒙古文文献鲜有电子版，需要去找寻与查阅，并且这种交叉更是前所未有。对临床推理来说，中文文献和蒙古文文献较少，必须关注国外研究成果，这带来了很大的翻译量。但是，把蒙医与临床推理相结合，不仅填补了蒙医与现代社会科学结合的空白，更是让临床推理开辟新的路径，完善自身研究。而且通过两者的结合，更有可能研究出蒙医独特的推理类型。这些也正是本书的创新所在。无论对蒙医还是临床推理的发展，都将提供一个新的学术成果。

那么我们该用何种方法来研究蒙医临床推理呢？下面介绍几种本文的研究方法：

**第一，文献法。**文献法就是去收集大量有蒙医和临床推理方面的相关文献和田野调查材料，可是由于这方面材料少之又少，只能从蒙医相关经典著作中提炼加工总结。临床推理方面文献大都是英文，需要结合自己的理解和实践进行翻译。此外，还需要拜访年长的名老蒙医，将他们的经验以及自己总结的诊疗方法，整理成文献，为本书有关的论证起到论据的作用。

**第二，比较综合法。**对各位年长的名老蒙医的经验和观点，进行综合比较，从中找出蒙医思维方式和推理方法的共通之处，加以整理，再进行比较，联系他们所在地气候、人文等相关特点进行深度剖析。

第三，实证分析法。针对目前蒙医学的地位和发展的现状，发现其独特性和发展迟缓的原因。之后通过各种分析工具，诸如个量分析与总量分析、静态分析与动态分析、逻辑演绎与经验归纳等对蒙医推理进行说明。

# 第二节　蒙医简史

蒙医学源远流长，最早甚至可以追溯到远古时代。在蒙古族地区发掘的文化遗产中，就有远古时代和中古时代的骨针、药勺、罐子等治疗器具。在悠久的历史长河中，不断涌现出众多著名的蒙医医师，还出现了很多具有独特学术观点的学者。笔者将蒙医史分为古典蒙医时期、经典蒙医时期和现代蒙医时期，本节主要就这三个时期的历史发展与期间的代表人物进行整理。

**蒙医学是蒙古族人在游牧经济和游牧文化等社会环境的基础上形成并发展而来的传统医学，它符合北亚自然气候、地理环境特点以及蒙古族的生产、生活习惯和体质特点，在疾病的防治中发挥着重要作用。**蒙古族主要分布在中国内蒙古自治区、辽宁、黑龙江、新疆维吾尔自治区、吉林、青海、甘肃和蒙古国及俄属布里亚特共和国等地。蒙医学的使用在这些地方比较普遍，它对当地医疗卫生事业的发展有着不可替代的作用。在现代医学高度发展的今天，蒙医学仍然以其内在的科学性和实践的有效性，深受患者们的信任，同时也引起相关学界的关注。

如前所述，蒙医学是东方传统医学的一个重要分支。其医药文献之丰富，罕有其匹。尤其是从十六世纪末以来所出现的蒙古文和藏文医学文献，对蒙医的理论体系的充实和诊疗技术的成熟产生了重大影响。在历史上，蒙古地区各大寺院的医学部（曼巴扎仓）是医学基础理论研究和临床医疗的中心机构。作为医疗机构，在寺院接诊看病的同时，还派僧医携带行医用香牛皮药褡裢或香牛皮药箱至牧区巡回医疗。作为学术机构，曼巴扎仓收藏的蒙古文、藏文医学文献，既是教学用的教科书，又是临床诊治疾病的参考书。历史上出现过许多的曼巴扎仓出身的著名蒙医学家。仅举一例，位于辽宁省阜新蒙古族自治县的瑞应寺曼巴扎仓，1702 年建立后的近 300 年间，培育出 4000 名医生，名医 800 名。此等寺院医学部中有一批著名医学家，以蒙古文或藏文编撰医学著作，还用蒙古文翻译了一批藏文、汉文及拉丁文等医学著作。这些文献以刻本或抄本形式收藏在寺院医学部（曼巴扎仓）。其中一部分，从 20 世纪 50 年代后被公共图书馆收藏，也有相当一部分散落在民间。据《中国蒙古文古籍总目》统计，各种蒙古文医学文献和书志共有约 452 条，仅蒙古文《四部医典》各版本及相关著作就有 53 种。另外，仅在蒙古国国立图书馆蒙古文特藏部就有 62 种古医籍。本文末附录所列仅系与本文主题有关的医籍文献（见附录一表 2）。

蒙医源流可分为如下三个阶段。

## 一、古典蒙医时期

早在 2000 年以前，匈奴、东胡等诸多民族部落居住在大漠南北广阔的蒙古高原上。在这些部落中，有一个弱小的蒙古部族随着时代的发展而逐渐强大了起来。到了 12 世纪末 13 世纪初，蒙古部落统一了大漠上的其他各部落，形成了强大的蒙古部落，他们以游牧为主，狩猎为辅，还有少量的为满足自己生活所需的手工业。生活在这种环境里的蒙古族先民们，创造出适用于本民族地区自然环境和生活特点的多种治疗疾病的方法，并积累了大量的医疗卫生方面的丰富知识。

根据他们的生活环境，蒙古族人发明了羊毛毡制帐篷，类似于匈奴人的"圆顶"作居室，就是现在所说的蒙古包。蒙古包具有阳光照射充足、室内空气流畅、冬暖夏凉等特点。因其结构简单和拆装方便，非常适合于转场游牧生活的居住和使用。当时的蒙古族人就已经非常注意环境的卫生，他们倒垃圾、大小便在当时均有指定的地点，妇幼在蒙古包的东南方向，男人则是西南方向，一律禁止在蒙古包就近周围或是西北方向方便。元朝著名的蒙古族饮膳太医忽思慧也告诫世人"勿向西北大小便"。在蒙古草原上西北风比较常见，因此才会有类似的习惯。除此之外还一律禁止在水井、牛羊圈等附近大小便，这是保持水源、乳源环境的卫生习惯。还有当蒙古族人出门在外时，需要随身携带刀、碗、筷等用具，很好地避免了相互传染疾病。蒙古族人民从古至今一直都相信火是最神圣的，它既可以净化万物，也可以在不洁时用其消毒。

蒙医传统外治疗法是蒙古族发明使用的主要治疗疾病的方法之一，是利用各种器具在患者体表相应部位（穴位）上给予刺激来治疗疾病的方法。蒙医传统外治疗法具有简便、廉价以及安全性较高、实践性较强、疗效显著等特点。蒙古族长期居住在北方寒冷的高原地区，他们很早就掌握并开始运用热敷、灸疗、沙疗、羊敷砖法等蒙医传统疗法。灸疗法是古代蒙古族最常用的一种传统外治疗法，适用于蒙古高原的游牧生活和高原寒冷气候。公元 8 世纪的著名医家宇妥宁玛·云丹贡布的著作《四部医典·本续》里特别记载"蒙古灸法"，蒙古灸法是将小茴香伴热后用毛毡包裹的一种热灸法。

《汉书·苏武传》中又记载，苏武在匈奴引刀自杀后，卫律驰往召医，凿地为坎，把苏武放在上面，用脚踩他后背，以出血，苏武原先气绝（即闭过气），半日后乃复苏醒。这里的医就是匈奴的巫医（萨满医生）。出土于长沙马王堆汉墓的帛书《五十二病方》的"治诸伤方"中也记载，以刃伤，燔（烧）羊矢（屎），傅（敷）之。羊屎在蒙古族生活区最为常见，同时它也是治刀伤的良药。这说明当时的游牧民族已熟练地运用羊屎热熏疗法等治疗手法抢救急危症，并得到了良好治疗效果。萨满医生是北方游牧民族的医生，也是古代蒙古族医学文化的代表。

考古学家的新发现证明了蒙古族的祖先在新石器时代甚至是更早的一些时期就开始制造并运用针刺、放血等外治疗法中的针具（见附录一表1）。1963年在内蒙古自治区多伦诺尔一个新石器时代的墓穴中发现了长4.5厘米，一端是圆刃，另一端是削尖形的石针，研究证明该石针便是新石器时代使用的石针，是用于截断和针刺治疗的器具。这对进一步研究蒙医传统疗法提供了可靠的依据。唐朝时期游牧地区已有制造专用角罐的记载，并将其用于拔罐疗法的实践中。

蒙古族在放牧、狩猎等生产作业中，经常会发生跌伤、骨折、脱位、脑震荡、脑出血等外伤，尤其在作战的时候，会有大量的人员受伤。他们又在分猎物、解剖脏器等日常作业中学到了很多关于动物的生理学和解剖学的知识。例如，在蒙古地区广泛流传的民间故事"牛腰子""骆驼的尾巴""为何没有拇指"等，可以说明当时的蒙古族人对家中的牲畜和野生动物的生理解剖结构非常了解，有着很高的认识水平。他们通过对这些动物和人体的骨骼、肌肉、脏腑等进行推测和比较，积累了丰富的正骨手法、震荡疗法、涂擦疗法及放血疗法等传统外治疗经验。在历史文献中，有通过烙铁止血、牛羊胃内的反刍物进行热敷、热血浸疗等记载。例如《蒙古秘史》中所记载，用烧红的烙铁可烙治流着血的伤口；利用蒸汽热罨的方法治疗内伤，起到活血的作用；用牛羊瘤胃内的反刍物热罨疗法和热血浸疗治愈肩伤等。《元史》中记载，成吉思汗的爱将布智儿，在战场上勇猛奋战，有一次"身中数矢，太祖亲视之，令人拔其矢，血流满体，闷仆几绝。太祖命取一牛，剖其腹，纳布智儿于牛腹，浸热血中，移时遂苏。"这些长期的实践和经验，最后逐渐发展形成了蒙医独特的外治疗法。

蒙医学在治疗疾病时有"四施"之说，饮食疗法就是其中之一。蒙古族人有自己非常独特的饮食习惯并且非常注意饮食的营养摄取，节律性地食用白食（即奶食品）和红食（即肉食品）便可以起到滋补营养、防治疾病的作用。所以，饮食治疗疾病的经验也主要体现在奶食品、肉食品方面。酸马奶疗法中所用的酸马奶是通过发酵马奶而制作的具有丰富营养价值的饮品，用酸马奶治疗疾病，是蒙医饮食疗法中的主要内容之一。酸马奶具有滋补身体、治疗疾病的功效。很早以前，蒙古族人就有了制作酸马奶的技术，《北史》中有明确记载："突厥人喝酸马奶沉醉。"关于用酸马奶治疗疾病《蒙古秘史》中也记载了12世纪以前的蒙古族人通过饮用"额苏克"（即酸马奶）来救治外伤引起的失血过多的例子。

蒙古族先民们在觅食充饥与治疗疾病的过程中逐渐认识了药物，并在长期实践中积累了大量药物方面的知识。据文献记载，匈奴医生使用毒药，并将礜石、肉桂、附子、干姜各二两，研细作蜜丸，治疗寒性赫依结。后此方传入中原，名"匈奴露宿丸"，后该方被中医著作《千金要方》记载。

这些都说明，在 13 世纪以前的漫长历史过程中，在蒙古草原上生活的古代蒙古族人及其他诸多游牧部族在与自然的共生共存当中，特别是在同疾病斗争的实践中，积累了适合于当时的社会、经济、生活习惯以及本地区的地理、气候等特点的治疗方法，积累了医疗卫生方面的知识与经验。

## 二、经典蒙医时期

随着元朝的建立和扩张，欧亚大陆诸民族或部族之间的交往也日益频繁。在这一时期，蒙医学在原有的临床积累上取得了进一步的发展，诞生了蒙医基础理论。同样早期的正骨手法、震荡疗法、针刺和灸疗法以及放血疗法等均取得了新的进展。早在元朝建立之前成吉思汗就已通过法令颁布了"免除医者赋税"的条例，同时，行军的蒙古军队中就有复杂伤病的随军医师。由此可见，蒙医在当时就有着很高的社会地位。

早期的蒙古族人通过屠宰牲畜和猎物的时候积累了大量的动物解剖学知识，蒙古族的正骨、治伤、治骨折有着悠久的历史，非常具有民族特点和丰富的经验。而且在 12～13 世纪便发展成为一门独立的临床学科。对此，中医教材《中医史》中写道："在我国很早以前就产生了伤科，但唯独蒙古地区更加重视正骨。这与蒙古族人骑马、射击的专长习惯有关，因为在这过程中，骨折、脱臼的可能性较多"。13 世纪初，在一次战役中，窝阔台在颈部受箭伤而流血不止的时候，成吉思汗下令拢火，用烙铁治伤口一事，在《蒙古秘史》中已有记载。这种烙法在成书于 18 世纪的《四部医典》中有这样的记载："血脉受伤流血不止则用金或铁烙之。"《元史》记载："匣剌亦被三创，矢镞中左肩不得出。钦察惜其骁勇，取死囚二人，刲其肩，视骨节浅深，知可出，即为凿其创，拔镞出之。"蒙古军队中把战地手术与临床局部解剖密切结合的做法，对当时治疗战伤的外科学的发展起到了促进作用。在长期的治伤实践中，蒙古族人们不断发掘治伤药物，逐渐积累了用药物治疗外伤的经验。

蒙医骨伤科是以骨折整复和复位的一门蒙医学学科，古代蒙古族人通过长期的实践，发现了按摩、攥捏等方法可使受伤部位止痛消肿，整复固定能使骨折愈合的原理。而在 16 世纪初蒙古族人们也是通过长期积累经验，形成了独具特色的蒙医理论体系，并且发展了蒙医"创伤医治术""蒙医骨伤疗法"及"脱臼复位术"等多种蒙医正骨疗法。由于蒙医正骨术的治疗效果卓越，清朝时期朝廷设有供朝廷御用的正骨医疗教学机构——绰班处。"绰班"是正骨师的满语，朝廷会选拔许多蒙医正骨师进入绰班处，为朝廷所用。绰班处内设有蒙医长 2～3 人；副蒙医长 3～4 人。绰班长、副绰班长无定员；实缺（即学满六年经考试合格的学员）亦算蒙医士定员，一般蒙医士和学员总数三十人。

13 世纪时，元朝饮膳太医忽思慧编写了《饮膳正要》。《饮膳正要》是 14 世纪蒙医学经典著作，同样也是中国古代最早最完整的一部营养学专著。此书中，大量地整理并记载了与历代名医有关的药膳方、食疗方以及验方。因当时元朝比较推崇实用汉文、汉法建立各项制度，忽思慧用汉文将大量的蒙古地区饮食习惯以及食疗方面的内容编入书中。书中有很多药物和食物名称均是用蒙语音译写的，例如八儿不汤为羊腿肉汤、阿八儿忽鱼为鱼名、赤赤哈纳为酸刺。忽思慧还在书中记录了一种蒙古族人冬季饮用的非常可口的饮料——阿刺吉酒，它清如泉水、味道甘而辣，具有"消冷坚积，去寒气"的作用。《鲁布鲁克东行纪》中提到的忽迷思，是酸马奶。酸马奶疗法是蒙医饮食疗法中具有代表性的一种疗法，它的酿制方法是把奶倒入一只大皮囊里，然后用一根特制的棒开始搅拌……一直搅到奶变酸和发酵为止。鞑靼人将低速离心的方法用于酸马奶，直到酸马奶中所有固体沉淀后，将上清液的部分留在上面，制成黑酸马奶，黑酸马奶具有强烈的催眠和安神作用以及滋补身体的作用。

13世纪的蒙药方剂的相关知识同样有了进一步的发展。蒙药的发明与应用虽已有上千年的历史，但当时蒙古地区所用的药物仅称之为药，有关药物的专著则称为"本草"。蒙药这一称谓出现较晚，自20世纪以来，西方医学与其他传统医学传入蒙古地区，随着蒙古民族文化的繁荣，不同地区将蒙药分别称为民间药或蒙药。随着蒙医药的发展，蒙药学已发展成为蒙医学中的一门分支学科，这其中还包括蒙药的炮制学、方剂学、鉴定学等。随着社会的进步和发展，人们对药物的需求也不断增加，对药物的认识的要求也与日俱增。药材由直接来自野生植物、动物逐步发展到部分来自人工栽培和饲养的动植物，同时也有了人工制品。传播医药知识的方式也不光是口耳相传，也有了文字记载。

16世纪以后蒙医学开始向新的理论体系发展。当时印度医学和藏医学先后传入蒙古地区后，古代传统蒙医药在原有的基础上接受了印、藏医学的五行、赫依、希拉、巴达干、七素、三秽、脏腑、白脉等理论，为蒙医学理论走向系统化创造了重要条件。在长期临床实践中，印、藏医学理论同传统蒙医药理论相结合，从而创造性地发展了蒙医学。寒热理论是传统蒙医学的主要理论之一，蒙医将所有疾病都概括在寒热两种。因印、藏医学传入蒙古地区后，在蒙医学基础理论及临床的进一步提高起到了重要影响。蒙医学界学习《医经八支》《四部医典》者日益增多，与传统蒙医学基础理论及临床经验相结合，涌现出一大批"雄根额木其"（经典医师），他们编著了许多蒙医学著作（见附录一表2），为提升蒙医学理论水平和丰富临床经验起到了积极推进作用。这一时期出现的蒙医学家在继承传统蒙医学基础理论与临床知识，积极吸收民族相关理论与方法，结合自己的实践经验与观点，将蒙医学理论加以系统化，使蒙医学基础理论与诊疗技术趋于完善。

随着蒙医学的传统理论体系的形成和临床实践的总结发展，进一步促进了蒙医的分科及专科的研究。近代蒙医学的临床分为内科、温病科、疗术科、儿科、妇科以及骨伤科等。基础分科为蒙医基础理论、蒙医诊断学、蒙医内科学、蒙医传统疗法学、蒙医温病学、蒙药学及蒙药方剂学等。

这个时期是蒙医学史上发展的极盛时期。在这一时期，蒙医学主要是靠家族遗传形式或拜师带徒的办法来传授，后来随着文化和医学事业的发展，蒙古地区设立了专门的医药学校。元代设有掌管医学教育的扎萨克机构，最早的扎萨克是 1262 年建立的。17 世纪初，蒙古地区出现了很多曼巴扎仓，曼巴扎仓是专门培养蒙医的机构。1685 年喇嘛罗布桑丹森扎拉仓在白音吉如和建立了蒙古地区最早的曼巴扎仓，曼巴扎仓不仅是培养医师，也是当时普及医学教育的重要基地。曼巴扎仓一般招收 15 岁左右的孩子入学，一般要几十年才能出师毕业，这几十年间要经历四次极其严格的等级考试。

## 三、现代蒙医时期

现代蒙医时期主要是指 20 世纪中叶以后的蒙医学的发展阶段。在这一时期，随着科学的发展，蒙医学也步入了新的发展阶段，在中国蒙古族地区越来越重视继承和发展蒙医学的工作，从而使蒙医医疗、教学、科研等方面都取得了成效和发展，推进了蒙医科学研究工作的发展。20 世纪 50 年代，内蒙古自治区组织起蒙医医师，建立了联合诊疗所。并在大多数盟、旗医院内，设立了蒙医科。1958 年建立了内蒙古自治区中蒙医院。教育方面，1958 年 9 月在内蒙古医学院（今内蒙古医科大学）创建了蒙医学本科专业。蒙医学本科专业是当时第一个也是全国唯一一个民族医学（蒙医学）的本科专业。当时从呼和浩特市乌素图召庙的蒙医中遴选出了一批行医多年、临床经验丰富、具有一定影响力的蒙医学专家，随后又从各地曼巴扎仓中选招了一批优秀的青年蒙医医师，组建了第一批蒙医本科教学的师资队伍。他们都是自幼在各地的寺庙的曼巴扎仓学习蒙医学，精通蒙医古籍经典，行医多年，擅长治疗各种疾病及疑难病症。如先后担任原中蒙医研究所所长、中蒙医系主任、卫生厅副厅长的古纳，原卫生部学部委员、全国第一位蒙医硕士生导师白清云，原内蒙古蒙医学院院长、内蒙古医学院中蒙医系副主任、第一届国医大师苏荣扎布等。据内蒙古医科大学副校长、国家百千万人才工程人选专家、国家突出贡献中青年专家、中国民族医药学会教育分会会长、蒙医学教授阿古拉和内蒙古民族大学蒙医药学院院长、享受国务院政府特殊津贴专家、蒙医学教授奥·乌力吉介绍，1978 年在内蒙古自治区呼和浩特市成立了内蒙古民族医学院筹备处，1980 年该筹备处和哲理木医学院合并成立了内蒙古民族医学院，并将校址定于通辽市，1987 年改名为内蒙古蒙医学院，现为内蒙古民族大学蒙医药学院，成为了蒙医高等教育的基地。1992 年，在内蒙古医学院培养了蒙医文献专业的硕士生，1985 年内蒙古医学院和内蒙古蒙医学院合作编写了中国普通高等院校蒙医药专业本科使用的二十二门学科教材。

科学研究方面，1965 年在内蒙古自治区呼和浩特市成立了内蒙古自治区中蒙医研究所，随后在内蒙古自治区锡林郭勒、鄂尔多斯、通辽及辽宁阜新蒙古族自治县等地建立了蒙医研究所。从 50 年代开始，该研究所搜集整理了蒙医古典文献，开展了研究工作，即藏译蒙编译整理出版了《四部医典》《四部甘露》《秘诀方海》《美丽目饰》等多部文献，并进行了蒙医学历史、理论、药物、疗术及临床研究，以蒙古文、汉文或日文出版了《蒙医临床学》《蒙药志》《蒙医简史》及《蒙医疗术》等著作。1979 年内蒙古蒙医药学会也相继成立，并多次召开学术研讨会，在进行学术交流的同时，创办了《中国蒙医药》《内蒙古蒙医学院学报》和《中国民族医药》等学术杂志，搭建了高水平的蒙医药学术平台。蒙医科研水平进一步提升、深入，在全国及内蒙古自治区内获得多项重大科研成果，为蒙医学的现代化发展奠定了坚实的基础。从 2006 年，开展蒙医温针调节失眠大鼠细胞因子和神经递质复杂机制研究等为蒙医传统温针疗法的开发应用及现代化研究提供了科学依据。依托蒙医学学科特色搞创新，发挥传统医学优势促转化，研发的《蒙医脑震荡震疗仪》《温针治疗仪》等蒙医传统疗法的特色设备成功转化，并研究制定了 5 项蒙医临床诊疗行业标准，以及建立了 5 部蒙医药数字化平台等。

总之，在这一时期，蒙医学在全面被继承的同时，吸收了现代科学研究的方法，蒙医学临床、教学、科研等进入了新的发展阶段，随着科学的发展，蒙医学也为中国传统医学乃至世界传统医学的发展贡献着自己的力量。

# 第三节　临床推理的研究现状

临床推理的背景研究已经进行了超过 40 年。在这段时间里，方法论和理论上有许多可识别的趋势。教育工作者认为，在大多数的医疗学校和专业协会中，临床推理是医师能力的一个重要组成部分。本节主要选取了几篇有代表性的文章，对临床推理的历史发展过程、临床推理的概念与过程和临床推理的类型进行阐述。

## 一、临床推理的发展过程

诺曼（Geoffrey Norman）的《临床推理研究：过去的历史和目前的趋势》一文中介绍了临床推理的历史进程。在 20 世纪 70 年代初，在密歇根州立大学和麦克马斯特大学的 2 个研究小组，开始观察、研究、了解临床问题的解决。有经验的临床医师和学生在不同层次上观察到标准化的患者，并且鼓励他们"自言自语"，随后审查了他们相互作用的录像带，作为他们思维过程的一个"刺激性回忆"。临床问题解决的一般模型是从"假设—演绎"这两项研究中出现。在几分钟内开始遭受的情况使临床医师产生了几种诊断假设，并收集后续的数据来排除这些假设。唯一的问题是，这个过程太一般了，所有的学科都在做同样的事情。众所周知，杰出的专家出自于新手的并不多，新手们不能迅速地做出判断，但是他们确有着更好的假设，而且早期假设的准确性是他们最终结论的一个强有力的预测因素。而研究专家和新手之间的区别，被大卫·爱勒思坦（David Elstein）最早贴上了"内容特殊性"的标签，并进行研究。这两项研究的结果都在一般的解决问题的过程或技能与临床专业知识的概念或经验上投上了一个很长的阴影。一方面，这个过程太过一般化，与专业知识无关。另一方面，结果，如诊断的准确性，显然是密切相关的知识内容，而不是一个一般的过程。直接的结果是，这些早期的研究并没有跟进，新一代的研究人员改变了方向，迈向一个专注于专业知识，并远离专家的过程。

在 80 年代，这个记忆的时代，一般的推理能力的失败导致研究界开始寻找其他的解释。面对日益增多的文献，研究者们在其他领域的专业知识，特别是国际象棋中发现了一个现象。在国际象棋的专业知识中，回忆一个典型的象棋对弈中棋子的位置就是最有代表性的一个。在那里经过 5 秒的时间，象棋高手们就会记得大约 80% 的棋子的确切位置。记忆能力和专业知识之间的关系是一个概念，即专业知识在很大程度上收集了一大组具有代表性的情形后，用于一个大集合从而形成新的问题情境。对于一些领域的专业知识来说，这似乎是一个很好的办法。因为它对专业知识有关的观点比那些普通的技能更接近于特定知识，所以许多研究者们试图在医学上复制这些发现。然而，大部分都失败了。最后，研究团队经过仔细探索得到的一个解释是，专家已经获得了广泛的案例知识，但这方面的知识仍然要"封装"，直到被需要。因为这些例子都相当多，所以这种封装的知识通常不会被使用。然而，当任务的需求量增加、要求的时间较短或者例子较为复杂时，这些专业知识的效果才会凸显。在象棋比赛中，每一次下子的全面谋划都是成功的关键，记忆每次的轨迹也显得尤为重要。专业棋手可以通过大量的对局提高自己的能力。而在医学中，大量的实践和经验会对医师的职业素质有所提高，但是因为患者个体的差异，数据的千差万别，使得两者存在很大不同。研究结果表明，不像国际象棋和一些其他领域一样，大多数种类的医学专业知识不具有特别召回患者数据的能力。一个更大的问题是，为什么记忆是国际象棋和其他领域的一个很好的测量专业知识的工具，但是医学却不行。研究已经表明，国际象棋的专业知识是基于实践和成千上万的案例中以往记忆被召回并进行研究所逐步增长的。我们也有充分的理由认为，临床专业知识也依赖于广泛的实践，但记忆的功能没有捕捉到这个检索机制。记忆召回方法的失败，导致了该领域内的第二次革命。

在 90 年代，虽然召回记忆的办法失败了，但是它表明专家可以比新手提供更多的专业知识、更多的种类。他们比新手更有条理，而且更容易让别人理解。如果是这样的话，那么对知识的仔细研究应该对推理产生有价值的见解。在医学中，临床的专家比新手拥有更多的知识，可以更好地了解疾病的机制，虽然这并不是对医师专业技能的一个评判。在诊断方面，专业医师对罕见疾病的临床表现的了解要比新手用直觉去判断的概率大得多，他们在这一领域比新手知道得更多。当然，这也不能说明专业知识的多少就会影响临床推理的成败。施密特提出了一种提高医学专业技能的理论，其中有与当前明确认可的相关知识不同的三个理论和假定。随着经验的提高，临床医师通过三种心理表征，及疾病的基本机制到疾病的规律到经典的案例。当然，这也反映了教育的经验：强调在临床前几年的机制，作为初级医师学习的诊断规则，进一步通过个别案例的经验使自己得到提高。但这也只是推测，没有证据能够证明是可行的。

## 二、临床推理的概念

纽卡斯尔大学在 2009 年的《临床推理》中提到临床推理、临床判断、问题解决、决策和批判性思维这几种表达往往交替使用。他们用临床推理这个术语来描述护士（和其他临床医师）收集发病的诱因、处理信息、对患者的病症和情况进行了解、制订和实施诊疗计划、评估结果并且在这些过程中进行的反思和学习。临床推理的过程依赖于批判性思维所产生的性格，并且会被个人的态度、哲学的角度以及偏见所影响。临床推理并非线性的过程，但是却可以定义为临床上所遭遇的彼此关联并正在发生的系列性或螺旋状的思维过程。

拥有一定临床推理技能的护士会对患者的结果产生一些积极的影响。相反地，那些临床推理技能匮乏的护士往往无法预见患者的病情恶化并导致抢救失败。这一点在越来越多的患者没有得到好的治疗结果和不断升级的医疗保健投诉中得到了见证。根据新南威尔士公共卫生系统 2007（2008）上的新南威尔士卫生事件管理上得出导致患者产生不良结果的三大理由是：错误的诊断、没有用到适当的处理和并发症的处置不当。这些都与临床推理技能的匮乏有直接关系。从澳大利亚医疗研究中可以发现，临床失败案例中，"认知失败"为一个重要因素占 57%，这一数据包括了失败的临床信息。教育必须从本科层次就开始，这样能更好地识别和管理那些病情不断恶化的患者，用来升级护理系统和更有效的沟通。当代的学习和教学方法对于提高这样一个必要的临床推理技能不是很便捷。我们的大学更致力于教育那些能在复杂和变化的临床环境中做出充分准备的毕业生。据来自新南威尔士州康复患者的安全性和临床质量方案的报道，在所有描述的危及患者的事件中，大多都与护士的临床推理技能的匮乏有关。这份报告的结果与"性能基本发展模式"中的结果一致，就是用来评估医疗人员的一项重要工具—临床推理，有 70% 的毕业生在美式评分中得到了"不安全"级别。虽然这些毕业生也有着很好的专业知识和充足的程序技能，但是他们却无法在很多危机情况下做出恰当的反应，因为他们的临床推理能力不足。澳大利亚的情况就有所不同。在澳大利亚护理和助产委员会所注册全部护士的能力标准名单上有四个重要标准，"批判性思维和分析"就是其中之一，并且就这四个标准对医疗专业的学生进行评估。通过对纽卡斯尔大学本科的 1086 名学生的调查结果显示，只有不到 15％ 的护理专业学生在临床能力评估中表现出恰当的临床推理和批判性思维能力。当然，这有许多方面的因素。但是当患者病情恶化时，就体现了临床医师之间的差异，到底哪些是需要立即关注，而哪些不是太严重。而且在大量的复杂的数据去处理时，敏感情况下更容易有犯错的倾向。

临床推理周期有 8 个主要的步骤或阶段。然而，这些阶段的区别并不是十分明确的。在临床推理过程中，可以分解为：观察、收集、处理、决定、计划、行动、评价和反映，这些阶段的彼此合并和彼此的边界是比较模糊的。虽然每一个阶段是作为一个单独的、独特的元素，但是要记住，临床推理是一个动态的过程，并且医师往往结合一个或者多个阶段，反复思索才会决策、评价结果和采取行动。

## 三、临床推理的类型

在莉莎和乔登的《临床推理—它是什么？我为什么应该注意它？》一文中我们来看看临床推理的性质以及它的类型。在这篇文章中临床推理被比作学习骑自行车的过程。临床推理一旦学习了，那这种知识就成为了隐性（意味着它根深蒂固并且不需要你去刻意思考的能力）。口头描述如何骑自行车几乎对一个希望获得这个技能的听众来说是没有用的，需要去直接体验。当你开始学习如何骑自行车的起始阶段，很可能先从一辆三轮车开始学起的。然后你通过练习直到有辅助车轮的自行车，最后是普通两轮的真正的自行车。你的父母一定会花费很多的时间来盯着你。他们一直跑在你身边。但是他们不得不放弃，因为你需要你自己的独立性，直到你可以随意地骑自行车。如果你被要求解释如何学会了骑自行车，你会怎么做？你会骄傲地说："我就是知道，就这样"。这很像一个学生在临床推理方面成为专家的进程。起初我们很挣扎，但是从我们身边的同学、教授和实地考察中我们的方式被正确指导并最终得到更好的方法。但是临床推理和骑自行车有一个主要的区别，那就是你可以看得见自行车，孩子们知道当他们坐在自行车上，他们正在努力学习如何骑它，但是你却看不到临床推理，所以学生往往不知道它的存在。

文中还给出了临床推理的几种类型：

**（1）程序推理。** 这是我们最容易理解的，有这几个原因：首先，这是最具体的。这是他们课程的一大重点。其次作为学生，被认为这是最重要的一种推理类型。程序是"应该怎么去做"的完整的治疗过程。这个过程中会发现一些错误，那我们就试图去修正它。重点是关于疾病本身，我们利用我们所知道的有关疾病的知识和现有的条件去修正它。就像识别问题、设置目标和干预计划都属于这种类型的推理。

（2）**互动推理。**这种类型的推理专注于作用的对象仅为一个人而并非一类。通过使用互动推理，我们可以开始了解对象，还有他疾病或身体的过往状态，并且通过你的程序推理确定病因。这种推理是"人性化"的。但是并非所有医师都可以使用，因为互动推理还包括以下条件：①会使用会话与患者沟通。②要学会在沟通中了解患者。③从患者的角度理解他们正在遭受的痛楚。④要把现阶段所能达到的治疗效果和患者所期待的痊愈进行准确的分析和评判。⑤能给患者传达一种希望和信任，并且让他们接受。⑥确定治疗的过程能否顺利进行，患者是否会完全配合。

（3）**条件推理。**这是最难理解的类型。根据研究，他们不能够完全理解，至少现在还没有。条件推理需要经验，但学生还没有那么多的临床经验。所以它通常只会在专家级的医师的诊治过程中才可以看到。条件推理可以被描述为包含复杂思维形式的多维过程。医师们可以直观地反映互动推理和程序推理的成功或失败，但是条件推理不能。医师会想象患者的病情逐步好转的过程是什么样子的，并且能够在治疗过程中不断地修改治疗方案。所以这是一个极为复杂的推理过程。

# 第二章
# 蒙医诊断理论

　　蒙医理论的精髓是辨证论治，用全局的观点审视机体内外的客观规律。蒙医在预防、保健、养生、康复等方面都形成了系统的理论与实践。蒙医理论注重环境与社会对人体健康的影响，以整体功能的角度阐述人体生命活动规律、病理变化以及临床诊治规律的知识体系，对诸多慢性病、功能性疾病有着很好的疗效。本章将介绍蒙医理论的基本特征，并通过实证分析的方法对蒙西医进行比较，从而得出蒙医诊断过程的主要特色。

# 第一节　蒙医理论的基本特征

蒙医基本理论体系的形成和完善，是在特殊的人文环境、文化传统、地域特点等条件下融会贯通了蒙古民族传统文化、天文、地理、气象、历法和人文科学的思想，使之形成了蒙医思维方式的哲理性、深刻性、现实性等特有的抽象思维方法，进而完善了蒙医理论的整体性，成为蒙医辨证观的具体实践。

## 一、蒙医学的基础理论

蒙医学的基础理论体系是由蒙医学的概念、原理，以及按照蒙医学逻辑演绎程序从原理推导出来的科学结论，即科学规律而构成的，是以蒙古族古代寒热对立统一的辨证学说为哲学基础，以整体观念为指导思想，以"三根七素"的生理和病理为核心，以辨证论治为诊疗特点的独特的医学理论体系。

哲学是关于世界观的学科，是对事物运动规律的探讨。科学发展的每个过程都有哲学的参与，在《中国哲学史大纲》中，胡适就对人生过程中遇到的问题做了具体的概述，他认为要想解决办法就必须从问题根本上进行深入研究，这种学问就叫作哲学。蒙医学吸取了古代蒙古族哲学思想成果，直接引用寒热、阴阳、天人关系等重要的哲学概念和学说，不论是医学还是哲学，都有一个非常鲜明的概念体系作为各个理论的支撑。在蒙医学中，将这种新型的理论体系与古代的蒙医学思想相结合，构成一个有机的整体，展现了较为独特的思维方式。蒙医主要有以下几种基础理论。

### （一）寒热论

寒热理论是两个相对立的概念，但是在寒和热的对立中也存在共同点，寒热理论是用来衡量人体中各个器官工作时所产生的寒热性质的变化。寒热理论作为医学理论中较为特殊的理论，对人们研究疾病具有重要作用，在早期就被蒙医学的研究者发现并广泛运用于治疗过程中。在寒热理论中，"热"代表高昂的积极性、阳光向上的精神，而"寒"代表对事物的消极懈怠。这在一定程度上体现了辩证唯物主义所提出的观点——矛盾统一。人体和自然界的一切事物都具有关联性，蒙医学认为调节寒热两个病症，对于人体的健康有重要作用。引起疾病的原因有很多，但是从大的方面来说都可以将疾病分为寒或热两个方面，因此可以使用辩证法的观点对寒热进行分析，只有寒热平衡，身体才不会发生疾病，而身体内部调节系统的失调才是造成疾病产生的主要原因。因此蒙医学将这种寒热理论深入到诊断过程中，给患者的疾病治疗提供了新思路和新方法。

蒙医学注重身体机能的平衡，认为人在进行各项活动时，身体和心理都是在不停变化的，只有保持好身体的平衡，才能预防疾病的发生。引起疾病的主要原因就是身体机能遭到破坏，导致寒热无法保持相当的水平，使人的身体难以承受压力，最终患病。医师如果能正确地鉴别出病的寒热属性，就可以提纲挈领进行用药治疗。蒙医学中，具有热盛火旺、舌干口渴、头痛发热、烦躁不安、面红目赤、舌红苔黄、尿赤黄、脉实数等临床症状以及表现叫作热性质的病。这类病症带有发病急、扩散快、变化大、病程短、容易合并其他疾病等统一的特点。相反具有肢冷畏寒、下利清谷、小便清长、消化不良、胃痛肠鸣、恶心呕吐、舌苔白滑、脉沉迟等临床表现和症状的均叫作寒性质的病。这类疾病都带有发病缓、扩散慢、变化少、病程长等特点。在蒙医学的理论体系中寒热理论是其最重要的部分，寒热理论也是指导临床治疗疾病的主要理论。据国医大师、名老蒙医专家巴·吉格木德讲，蒙医学寒热对立统一理论的寒与热其实质同中医学阴阳学说的阴与阳相似，都属于古代哲学的一对范畴。

据内蒙古自治区鄂尔多斯市蒙医医院老蒙医专家伊和巴雅尔介绍，在牧区施疗时，将各种疗法的寒热性与疾病的寒热性相对应，如果把寒热作为一个整体性的范畴，那么天地之间的气候，人体的温感，自然环境的冷热，人身体内器官的温度这都是包括其中的。蒙医医师治疗属于寒证的疾病时，不仅要考虑治疗的时间，还有气候的因素。如果是温暖的春、夏季治疗，疗效会更加明显。反之对于热症，则需要根据外部气候的变化进行考虑，为了患者的更好恢复，相反的气候季节是治疗的好时节。

### （二）三根七素论

蒙医学认为人体的三根、七素是人生命活动各阶段的根源，包括人体形成胚胎、开始发育生长、成熟、衰老直到死亡的全过程，三根与七素都呈现一种互为依存的关系。而根据蒙医学的理论，人体三根、七素还有相生相克的关系，当人体出现病态症状时，三根、七素也开始相互损害，处于相互克制的关系。由于三根支配着人体的生理活动，因此成为矛盾的主要方面，占主导地位，而七素在三根的作用下进行代谢生华，所以它是处于被动位置的，是矛盾的次要方面。三根有"依赖者"之称，因为它的对人体生理活动的控制是以依赖七素为基础的，相对应地，七素就是"被依赖者"，它是人体结构组织器官的基本单位。

**蒙医中"三根"是指"赫依、希拉、巴达干"。**三根是从父亲的精和母亲的卵中起源，人体能够进行说话、思考和行动等多种生理活动就是因为构成人体的基本物质是三根。在正常状态下，人们的饮食起居等日常行为会对三根产生营养补充或者能量消耗的影响，使三根在运动中实现动态的平衡关系。不断滋生成长的三根是人体进行生命活动的支持动力，而产生病变的三根也会导致人体出现各种不适或者疾病。每个人体内的三根即"希拉、赫依、巴达干"是有差异的，因为每个人生长发育的环境有所不同。这种个体差异具有生理上的人体体质特异性的特点，从而以不同比例成分达到一种比较稳定的相对平衡的状态。三根是导致人体产生疾病的主要内因，因为受到人们日常饮食起居和气候时节以及三根自身生理活动的影响，三根可能会因为过度地损耗或过度滋生而失去协调与平衡。此时，失去协调的三根中会有过盛或者过衰者。这种产生病变了的三根又被称为三弊或三邪，呈病态赫依、病态希拉、病态巴达干的表现形式。蒙医临床上便是通过对病态赫依、希拉、巴达干进行调整其平衡，恢复其原来的协调状态，使之可以继续正常地进行生命活动。

赫依、希拉和巴达干是蒙医学理论体系中主要关注的内容，这三者之间相互依存，相互影响，但是这三者又具有不同的功效和作用。赫依的作用是控制人体的生命活动，对人体的五官、心灵以及情感等方面产生积极的影响。它所具有的微、凉、轻、坚和糙等基本特性对人体的生理活动产生影响，与它的汉译"气"相对应。从一定程度上来说赫依的存在是人体能够正常进行生命活动的前提。希拉主要是对人体的冷热系统进行平衡，它可以调节人体的体温，促进消化系统的运行，对人体的肝胆血液等都具有很好的促进作用。希拉所具有的泻、臭、热、湿、腻、轻和锐这七种基本特性能够保证人体基本的活动能力，与它的汉译"胆"相对应。巴达干主要是对人体的形态进行塑造，对人的品质比如宽容、大度等进行道德水平的提高，这是与希拉相反的元素，能够促进细胞的动态运动。巴达干所具有的黏性物质比如寒、黏、软等都可以控制人体机能的正常运行，与它的汉译"痰"相对应。从以上分析能够看出，人体的生理和心理活动不仅与三根有关，并且还会受到三根的影响。

七素，就是指食物的精华、血、肉、脂、骨、骨髓和精液（经血），也包括滋养这些物质的元素及七素各自的清质（指精华之精）。七素在蒙医学理论中是人体三根依赖的物质基础，它是人体结构组成中最基本的物质单位。人体的汗液、二便以及其他由于食物的消化吸收而排放出的废泄物被称为三秽。人体饮食摄入食物的过程也是为人体的七素提供养料，促进其生长、成熟的过程。人体的消化系统帮助人体对食物内蕴含的大量营养元素进行分解与吸收。经过口腔中牙齿的咀嚼作用，食物得到与唾液的充分混合，随着唾液流过食管最终到达胃里。进入胃里的食物受腐熟巴达干的影响变为呈糜烂状态的物质，该物质又受消化希拉的影响被二次消化，在二次消化的过程中，调节赫依参与进来，将食物分为精华和糟粕两部分，糟粕以二便的形式被排出体外，而精华继续被消化分解为"浊质"和"清质"两种形态。其中浊质指的就是精华中的糟粕部分，它对胃里的腐熟巴达干起辅助滋养的作用。精华的清质陆续被胃和小肠给吸收，并进入血液循环系统中去，在血液循环流动中的精华首先流经人体的肝脏部位，受变色希拉的影响再次分解出清质与浊质两种形态，后者成为胆囊中储存的胆汁，辅助滋养消化希拉。前者则成为滋养血液的物质，逐渐演变为肌肉细胞、脂肪、骨头、骨髓、经血（精液）。最终在成为经血时又再次分解出浊质和清质，浊质就是成年男女性的精卵，清质则形成存在于心脏中的活力素，随血流流通全身，具有使人精力旺盛的功效。

七素的每一成分都是外界营养物质被人体消化吸收后经过不断的代谢作用分解形成的。这种分解在七素形成每一样成分的同时仍在进行，它帮助排出人体的废物，产生物质能量支持人体进行各种生命活动。人体新陈代谢的过程也就是七素形成与分解的过程，它们既相互依存统一，又相互排斥对立，可以确定的是，这个人体新陈代谢的过程是时刻不停地在发生的，没有了人体新旧交替的过程，人的生命也就不复存在了。对于七素的机能，蒙医学认为，食物精华是身体生长发育及生命活动所必要的物质基础，七素的形成受到食物中的精华与糟粕是否得到充分分解的直接影响。食物精华经过不断分解可以变为人体血液，随着血液循环系统的作用，向人体各器官运输养分和帮助排除废物，是维持人体生命的必要物质；肌肉则对人体起覆盖保护作用，是构成腑脏等软组织的主要物质，受赫依的影响，实现人体的各种肢体活动；脂肪可以让人体皮肤充满弹性，变得光滑滋润，它对一些重要器官有一定的保护作用；骨是支撑身体直立的必要支架；骨髓可以壮肾生精；七素的活力素能使人精神焕发，精卵则使人生殖繁衍。

### （三）脏腑病变论

在蒙医学中，脏腑即人体内脏的总称。心、肺、肝、脾、肾等内实器官称之为五脏；胃、小肠、大肠、胆、膀胱、三舍等内空器官称为六腑。脏腑与脏腑病变理论是解释人体脏腑及其相关组织器官的形态结构、生理机能和病理特点以及它们之间相互关系的传统理论。蒙医学认为，人体五脏六腑都以白脉、血脉和赫依的裕兴相互贯通连接，形成一个有机整体。脏腑系统以赫依为动力，受三根支配，在饮食消化、七素的清浊生华及滋生等生命活动中，完成着重要的生理作用。

无论从身体里所处的位置或者是生理属性来看，心脏在蒙医学理论中被视为"器官之王"，心脏位于整个人体胸腔的中心偏右的主导地带，普行赫依会影响心脏促使它做有规律的收张动作运输血液，这是掌控并主导推动血管内血液的表现；心脏还有主司某些心理活动的机能。肺位于胸腔内，左右各一，分五叶（或可分为十叶），肺是气体交换的场所。肝脏位于腹腔的右上部，肝对饮食精华之精华在分解成血液、胆汁及其他物质的过程中起着重要作用。脾位于腹腔的左上部，其功能主要是参与食物的消化及营养物质的吸收和运送过程。肾脏在腹后壁脊柱的两旁，左右各一个，肾是司管体内"水业"的脏器，生殖系统的某些机能也与肾脏活动有关。胃位于左上腹部，整个进食、消化、排泄系统中胃的主要作用是将食物分解成为有利营养部分和无用部分，并有序进入肠道部分；小肠负责吸收有利营养的部分；大肠负责接收剩下的渣滓部分，大肠的管道口比较粗并且末端与肛门连接；大肠的机能主要是把在消化吸收过程中产生的稠稀糟粕分别送入其排泄系统；胆囊恰似"悬于肝脏的皮囊"，贮存着胆汁；膀胱在盆腔内，它如同"盛水的陶罐"，具有贮存尿液的作用；三舍（男性精囊及睾丸、女性卵巢）位于下腹部，是男性或女性生殖器官的主要组成部分。《四部医典》中，将这些脏腑进行了形象地比喻，认为心脏为君王，坐在宝座上，五母肺（前后两面数，肺可分十叶，五叶为母肺，五叶为子肺）如大臣，五子肺如太子；肝脏和脾脏则是大小后妃；肾脏像托着屋梁的外臣；精囊、卵巢像珍宝库；胃像一口炒锅；小肠和大肠像王后的佣人；胆像是挂着的皮囊；膀胱形似盛满水的罐。

　　蒙医学对机体每一组织器官的位置、形态结构与功能及它们之间的关系都有相当系统的描述，包括五官、脉络、骨骼、肌肉等都有具体论述。这里值得说明的是不能把西方医学所讲的脏腑与蒙医学所讲的脏腑完全等同起来。蒙医学脏腑不单纯是一个解剖学的概念，它是生理学和病理学方面的概念，它的含义有广义和狭义之分。狭义的脏腑相当于西方医学的心、肺、肝、脾、肾等脏器。而广义的脏腑则是包括狭义的脏腑和若干个组织器官在内的脏、腑等器官的功能系统。脏腑学说的核心即是以五源、五行学说与三根理论为指导的人体脏腑器官的生理、病理机制及其相互关系方面的知识。根据脏腑的概念，心、肺、肝、脾、肾分别为空、气、火、土、水五源之精华所藏的实质器官，而胃、小肠、大肠、胆、膀胱是土、空、气、火、水五源之糟粕聚集的具有空腔的器官，三舍则是贮藏五源精华之处。因此，心与小肠、肺与大肠、肝与胆、脾与胃、肾与膀胱在生理病理各方面有着广泛的联系。

　　脏腑学说把五脏六腑归属于五行，五行之母与子、友与敌的关系，反映了脏与脏之间，脏与腑之间的相互联系、相互制约、相互滋生的关系。把脏腑看成是一个密切相连的、有着高度秩序的相互协调的有机系统。依据三根理论及白脉（与神经系统相似）的循环部位，脏腑学说认为，赫依主要运行于心及大肠，希拉主要存在于肝胆和小肠，巴达干则位于肺、肾、胃和膀胱等部位。所以，脏腑的病理特点是心与大肠易发生赫依症，肝、胆、小肠易发生希拉症，肺、脾、胃、膀胱则易发生巴达干症。由于白脉之赫依的作用，使各脏腑器官相互联系，相互调节，表现出生动活泼的生命活动和生理病理规律。人体白脉以脑为中枢，自脑延伸出脊髓，又从脊髓发出若干个分支，分布于躯干、四肢和内脏。赫依循行于此，司管感觉活动。其循行与机能和神经系统极相似。

　　脏腑学说的又一重要内容是脏和腑的联系问题。蒙医学认为，脏腑功能状况（包括生理病理），常常可以在一定的体表部位反映出来。如心开窍于舌，肺开窍于鼻，肝开窍于目，脾开窍于唇，肾开窍于耳。在望、闻、问诊中，依据以脏腑相关的体表部位的异常，可以探知各个脏腑之功能异常与否的概况。

### （四）六基症论

赫依、希拉、巴达干、血、黄水和虫是导致人体生病的主要因素，根据排列组合的不同或者致病部位不同，生病程度也不一样。而这些元素会根据人们差异化的环境、饮食或者气候等原因产生不同的影响，即成为疾病的本质而损害健康。"六种基本病症"包括赫依症、希拉症、巴达干症、血症、黄水症、虫症等，这些都是由于这六种因素造成的，这些单独因素本身也是一种疾病，"六基症"是赫依症、希拉症、巴达干症、血症、黄水症、虫症等的简要称谓。赫依、希拉、巴达干、血、黄水和虫相互作用引发的病症，称为合并症和聚合症状。前者是由于元素的不同组合造成的，一般是两种；三种包括三种以上叫作"聚合症"。在蒙医学专业博士宝龙等在其《蒙医学对病因的认识特点探析》文中就对此做出详细的说明，"一切疾病的起因都是赫依、希拉、巴达干、血、黄水和虫六种元素的相互作用，这六个元素分布于身体的各个器官、组织以及骨骼，甚至还会蔓延到肌肉或者皮肤上。发病有时候是局部有症状，有时候是连续地出现病状。六者的基症都会有致病的规律可循，这有助于帮助人们更好地解决六个元素带来的麻烦"。

赫依症主要累及心、大肠、骨髓及皮肤等部位，好发于夏季，老年人易患此症，多在清晨、傍晚或饥饿时发作。赫依症与希拉症并合，加重其热性。若与巴达干症并合，则加重其寒性；希拉症主要侵犯肝、胆、小肠及眼睛等脏器，好发于秋季、青壮年为多，易在中午、子夜及食物消化吸收过程中（胃排空前）发作；巴达干症主要损害脾、胃、膀胱等脏器，好发于冬末春初，儿童为多，易在午前、夜间或饭后发作；血症主要损害胸部，临床表现以面红耳赤、胸胁刺痛、咯痰咯血、头痛、畏热为主；黄水症主要损害皮肤、骨关节等部位，与希拉症或血症并合时成为热性病，与赫依症或巴达干症并合时成为寒性病而表现不同的临床症状和体征；虫症相当于寄生虫与病原微生物所致的疾病。

## 二、蒙西医的理论对比

医学是以保护和增进人类健康、预防和治疗疾病为研究内容的科学。医学包括通过预防和治疗疾病来维持和恢复健康的各种卫生保健的做法。目前大家所说的西医学，它的全称是近代和现代西方医学，它是文艺复兴以后逐渐兴起的医学，是当时西方国家的学者在摒弃古代西方医学后发展出来的。由于它起源于西方国家，因此我们习惯地称为西医。医学已经有几千年的历史了，早期的医学也可以说是技能和知识领域的一门艺术，经常与当地文化的宗教和哲学信仰有关。近几个世纪以来，随着现代科学的出现，西方医学已经成为艺术和科学的结合。

### （一）相同之处

史前医学主要包括植物（草药学）、动物器官和矿物质的使用。在许多情况下，这些材料被祭司、萨满或药师作为魔法物质在仪式上使用。众所周知的精神体系包括万物有灵论、唯心主义、萨满教和占卜。在人类发展的初期，它的表现方式为哲学。在人类对自己的身体已经了解的前提下，出现了对医学多种多样的理论。西方医学发源于十九世纪中叶的古希腊，它的先行者是现代医学之父——希波克拉底（Hippocrates，公元前460—公元前370），建立了理智用药的起点；他提出了"希波克拉底誓言"，至今仍在使用，也是第一个将疾病分为急性、慢性、地方性和流行性疾病，并使用诸如"恶化、复发、解决、危机、发作、高峰和康复"等术语的人。希腊医师加伦也是古代最伟大的外科医师之一，他做过许多大胆的手术，包括脑部和眼部的手术。在西罗马帝国灭亡和中世纪早期开始之后，希腊的传统医学在西欧开始衰落，尽管它在东罗马（拜占庭）帝国一直没有中断过。在拜占庭帝国，医院是一种为患者提供医疗服务和治愈疾病的可能性的机构，这是基督教慈善的象征。

#### 1. 基础学说方面

"四体液学说"指出在人体的构成方面主要由黏液、血液、黑胆和黄胆液等构成的，并且每个组成部分都是互相关联的，人体有着不同种类的液体，这些种类在数量上相等或者相抵是生命存续的必要条件。它们的平衡主要反映在气色、气质和性情上。

古代蒙医学中"三元学说"与"四体液学说"有着很多的共同之处，其主张人是由三种物质主体构成的有机体，分别是后来的三根——巴达干、希拉、赫依。这三种物质都有着各自的特点，并且相互依存、相互制约，完成人体一系列的生理活动。

古代西方医学十分注重身心当中的联系。人与自然相互的联系是它的具体体现，对于健康状况的维系是十分看重的，它主要受到多种状况的影响，例如作息规律、体育锻炼、心态是否平和、情绪状况、环境、意志力、饮食习惯等条件。在疾病的研究方面，对于疾病本身的重视程度远远要低于医师和患者之间的配合程度，也就是说它对于每个患者的不同健康状况更加关注。蒙医学把人的大脑和心脏看作是生命的根本，这和古代西方医学的理念不谋而合。人体中不同的组织功能是不一样的，这里将他们看成了具有相互独立性的。各系统之间相互配合和连接是由白脉系统维系，而且都有自己相应的法则，比如说舌、心脏和小肠构成了心系；肺、大肠、鼻构成肺系；肝、目构成肝系；脾、胃、口构成脾系；肾、膀胱、耳构成肾系。各个系统都是以脏作为中心，表明了五脏的重要性。调整身体生理运动是依靠白脉系统，同时与每个脏腑器官相连，通过白脉、脑、脊髓组成的。身体是以大脑和心为主要部分，以器官、脏腑、脉道一起构成的组织严谨、工作分明的集体，使正常的生理运动有条有理地进行。大脑和心在整个身体中发挥着决定性的作用，假设二者不能发挥应有的功能，就会影响到五脏六腑乃至整个身体。所以，蒙医对二者的调理和养护从始至终都非常看重。

### 2. 整体思想方面

西医与蒙医在整体思想方面也有些类似，都注重生命和环境本身。蒙医作为蒙古族传统文化的一部分，也受到了古代蒙古人思维的影响。古代蒙古人所尊崇的天地人合一思想，就是在自然环境中的感悟。在辽阔土地上，头顶是蓝天，脚下是广袤的草原，置身其中，感觉远处天空和草原相连，人也会和自然融为一体。受古代哲学思想和朴素唯物主义的引导逐渐产生的蒙医学理论体系，其基础是通过长时间的临床实践形成的，并以此来引导临床和学术上的进步。它的根本特性是整体观念，即认为事物或人体是一个整体，内部的每一个组成部分都是相辅相成不能分开而论的，相互之间都有着紧密的关联，宇宙也被看作是整体。以这个哲学角度为出发点，指出各组成部分互相关联和不同功能之间相互协调，互为所用，将人体视为一个有机的整体，出现病变的时候体内的器官紧密配合。与此同时，还意识到身体和周边环境有密切的关联，身体的健康状况直接受到环境变化的影响。蒙医学中的整体观念这一思维方式渗透于治疗、养生、诊断和医学基础等许多方面。

蒙医学在认识疾病的过程中，首先着眼于整体，即重视人体某一个部位的病变对其他部位的影响。以预测病情的演变为例，如五脏中某脏有病，常会影响其他脏腑器官。如蒙医主任医师萨仁图雅系统整理研究名老蒙医专家李额尔敦毕力格治疗肾病的临床经验。李氏对肾病诊治经验非常丰富，不但能准确把握肾脏本身的功能减退等情况，同时也善于观察由肾病影响到耳而出现听力差、耳鸣、耳聋，或由肾病影响膀胱而出现遗尿、大小便失禁、全身浮肿等复杂变化。

蒙医学在诊断和治疗疾病时，亦从整体出发，观察外和内，这是蒙医诊病的思想方法之一。如观察五官是否有病理变化，结合诊脉，观面色，甚至观察耳郭，也能间接得知全身情况。在治疗疾病时，应注重脏、腑、形、窍之间的联系，脏腑与三根、七素的联系，查找病因，推断病情发展规律，确定治疗方案。

人与环境有密切的联系。人生活在天地之间、自然环境之内，是整个物质世界的一部分。可以说，人和自然环境是一个整体。所以当自然环境发生变化时，人体也会发生与之相应的变化。

蒙医学非常看重人与自然的关联，比如地理环境、昼夜交替、季节变换等对身体状况造成的干扰，这就是对"统一性"的定义。人体对季节十分敏感，伴随着四季的交替，身体内部各个器官的功能也会产生不同程度的自我调整。从早到晚，阴阳调和，都会引起体内的阴阳兴衰的转变。主要通过精神上的兴奋和压抑、体温的升高与降低来显现。每个地域都有不同的水质、土质、气候、气温，身体同样会出现不一样的反映。比如西藏自治区、新疆维吾尔自治区、北方大部分城市，干燥极寒气候，因寒冷而出现的地域性疾病就非常多。

人与社会是紧密联系在一起的，是组成和包含的关系，也是相辅相成的。社会的发展进步和本人所处地位的改变都是可以对身体造成更大影响的。总体来说发展进步对人身心健康是有益处的，穿着、饮食、居住的舒适性等都可以让人们有更多更好的选择空间；安定的社会形势，使人们作息规律、抵抗力增强、患病概率降低，可以延长寿命。反之社会动荡不安，导致生活无规可循、迫于生计、情绪低迷、抗病能力下降，生病概率增加。个人所处地位变化，必然会加重精神上的负担和日常生活上的困扰，造成对健康的恶劣影响。但是随着科技的发展，西医和蒙医逐渐走上了不同的道路。

### （二）不同之处

我们先来看看西医的发展简史。

14世纪中叶，维萨里（Andreas Vesalius，1514—1564）曾经发表的一篇著作中首先提出了人体解剖学这一概念。人体解剖学的建立是医学开拓出一条新道路的标志，这也意味着这门学科焕发出了生机。17世纪，科学家们将生命科学与科学领域相接轨，代表人物为威廉·哈维（William Harvey，1578—1657），他发现了血液循环，后来发明了显微镜，加速了人们对于生命科学的探索和认识。到了18世纪，人们对于疟疾的认识也更近了一步，它不再是简单地局限于疾病表面。莫干尼（Morgagni Giovanni Battista，1682—1771）更是将其出现的原因延伸到了器官上，这也是病理解剖学创立的一大起因。就在这一时期，通过对牛痘进行接种治好了天花，这就为人类带来了对于卫生和医学的新的认识与关注。到了19世纪，德国的一名学者菲尔绍（Rudolf Ludwig Karl Virchow，1821—1902）将疾病的产生原因推及到了细胞的构造和形式变化之上。随着细胞病理学的发展，人们对于疾病的认识到达了微细的层面，这无疑又将病理学推到了另一个新高度。在19世纪，人们对很多的疾病发生的原因产生了新的认识和发现，比如说完善了科赫结合杆菌等细菌在培养中存在的问题；人们知道了传染病出现的原因是由一些微生物造成的。与此同时，经典免疫学在这一时期也被建立。在接下来的时间里，受到巴斯德的影响，梅契尼夫（Elie Metchnikoff，1845—1916）对于细胞的吞噬现象和一些流行病的免疫现象作了较为系统的论述。

临床医学方面的诊断在19世纪也有较大的进步，这一时期将叩诊法应用于临床之上；雷奈克（Lenex，1781—1826）发明了听诊器；一些辅助手段在临床上得以应用，而且血压和体温的测量就是出现在这一时期。解剖学中麻醉剂的应用和注意在无菌条件下进行出现在19世纪中期，这极大地影响了外科的发展，可以说是一个加速器。到了19世纪末接近20世纪时，体腔外科达到了发展的巅峰时期，很多的临床专业在内外科都能进行。在 19 世纪初期，对于植物药的提取就已经十分普及，到了 19 世纪后期，可以合成各种药物，而且精制程度不断提高。

预防保健在 19 世纪初就被看作医学的重要问题。社会卫生学逐渐从卫生学中分离出来大约经历了一个世纪的时间，研究人类的患病率、死亡率以及其他的健康问题是社会卫生学的主要目的。为了加快护理学的发展以及让人们更快速地接受护理学，英国的南丁格尔（Florence Nightingale，1820—1910）在 1860 年就开始着手创办护士学校了。

蒙医和西医均研究人体构造、生理和病理，以及对于疾病的预防和治疗的理论及医疗技术。但是，由于两者所处的历史时代和条件的不同，所采用的思维方式、研究方法、文化背景和疗法也逐渐发生了不同变化。从历史的发展角度看，蒙医为传统医学，而西医则是现代医学。从发展的规模来看，蒙医是地方性医学，而西医是世界性医学。从包含的角度讲，世界性医学必然包含地方性医学。然而无论是作为现代医学还是世界性医学，都是世界人民包括中国人民智慧的结晶，远远不是西医这个概念能包含的。不过站在世界医学发展的角度来看，传统医学应以现代医学为发展方向，成为世界性医学的重要组成部分。蒙医和西医都有着自己不同的一套医学理论体系。其实对逻辑知识的基本应用在医学上都是共同适用的，但作为传统医学的蒙医，它的思维方式必然与现代依靠检测仪器的西医有着很大的区别。蒙医的诊治思维特点以宏观为主，先从患者的整体出发。例如医者先从患者的面色、气血、舌苔颜色等外部条件进行观察，然后再通过号脉逐步由外向内地确定病因。而西医则是由微观出发，利用精密的仪器进行检测和化验，从各项指标中发现病因。

综上所述，笔者认为蒙西医有以下几个方面的不同之处。

### 1. 认识思路不同

蒙医是以蒙古族古代自然观——"人体和自然环境是对立统一的整体，人体是自然界庞大整体中的一部分"思想为指导，在历代蒙医家长期实践的基础上，总结形成了寒热、阴阳、三根七素、治根为本、辨证施治等为代表的完整理论体系。蒙医体系在宏观范畴达到了比较完善的程度，在思维模式及推理类型等方面有着自身的特征；西医是以还原论思路为自身研究发展的根本特色。从近代开始将近四百年，西医沿还原论思路迅速发展，使其成为现代医学并在世界通行。从思维特点上讲，蒙医是从全面中找病因，而西医则是从片面中找病因从而治疗全面。蒙医思维具有一种以动态、辩证思维为主的特点。这一特点决定了蒙医擅长于整体思维，擅长于从自然、社会和人体的统一联系中去考察生理现象，从人体内在的对立统一中去把握病理变化。甚至在服用蒙药的时候，也贯穿着这种辩证思想。

### 2. 认识层次不同

蒙医主要由直观了解向宏观扩展，运用古代哲学思想、自然观和实践、感应、体验，甚至是联想等，解释人体及发育，疾病及变化。可以说是，相对"动"的医学。西医主要由肉眼所见向微观深入，借助现代科技手段，重解剖、构造。可以说是，相对"静"的医学。

蒙古族人作为游牧民族，很早就对饮食、气候、温度、环境与疾病的相互关系有了一定的认识，并在生活实践中一点点累积了调理寒热、治疗疾病的经验。蒙古族人擅长就地取材，甚至是用生活中的食材作为治疗疾病的药物。蒙古族及其祖先在放牧和狩猎的过程中，常常要与动植物打交道。在这过程中，逐渐了解并且掌握了很多动植物的营养、毒性和防病、治疗等作用。蒙医药物的成分也多以动植物的自身特定部分为主，而西医则多以化学成分药物为主。这也体现了两者思维模式的不同。西医的思维模式多以他们强大的科技作为后盾，没有融入环境，也不会依靠自然。其实人也是自然的一体，依赖自然。自然界是我们赖以生存的条件。蒙医把天地人作为有机的整体，从而认为人的体内犹如自然界一样的有机整体。这种思维模式有些传统，却副作用小，力求不破坏人体的原有平衡。

### 3. 病因病机不同

蒙医强调病因是人体内的失衡，主要是三根七素相互依赖的协调关系被破坏，也就是人体的自稳调节状态被打破，三根七素的关系变成相互损害的关系，从而出现各种复杂的病理变化；蒙医认为个体具有系统性的特点，是一部高级运转的机器，各个部位之间通过有效的联系共同对这一整体产生不同的作用。相反，整体的不断发展与运作也会对个体的分部位产生一定的影响。具体而言，这是一种辩证思维的应用，要通过从个体生理动态的发展过程中进行治疗，这样才能从原点出发，系统地治疗患者个体，通过考虑个体的差异性与多元化进行疾病的治疗。与之区别的西医，主要关注了外界环境因素，通过有效地控制病原体防止个体出现病理变化。

蒙医学在蒙古族传统文化背景下产生，其中可以观察到东方古典哲学的影子，但又有北亚游牧文化的历史痕迹。比如掌握蒙医药学知识时须与蒙古族的历史文化相联系去思考。蒙医中相关概念、理论、本质特征就具有抽象性、宏观审视性等特征。而在现代化进程较快的西方，其医学主要是通过先进精密的检测器械来诊断患者疾病产生的原因和机理。这样的诊断方式虽然能准确地找出发病的原因并直接对症下药，但它却存在着未与宏观性、整体性相结合的弊端。这样就导致无法深入地探知人体内各项机能的相互作用和联系。诊断明确的疾病能快速治疗，但是对于设备检测不出病因的疾病就无从下手。而且蒙医和西医对于"病"的理解也有很大差异。西医中的"病"大多是指生理上的特殊变化，或者由病原体引起，因此很多病名比较直观、具体。而蒙医中的"病"大多是有了突出的病症，或者机体内的不平衡所导致的一些不正常现象，虽然很抽象，但却是从整体出发，宏观性较强。所以，很多如气虚、阴阳不平衡引起的机体功能不足，蒙医认为是病，但西医并不这么认为。西医的炎症，在蒙医中可分为未成熟热期、炽盛热期、寒热间症期三个阶段，具体还有心火、肝火、胃火和肾火等的区别。

### 4. 疾病诊断不同

蒙医主要通过望、问、触这三诊手段，从患者身上探知大量反映疾病信息的症状和体征，得到对疾病的感性认识，在这感性认识基础上，用抽象思维去辨认疾病的性质。依据整体观及辨证论治等原则，准确认识疾病的寒热及赫依、希拉、巴达干、血、黄水、虫六因类别等，判断出疾病的性质、轻重及发展变化的趋势；西医主要根据相关临床规范标准进行症状和体征的检查，再用物理、化学、组织解剖等手段，打开人体黑箱子去观察患病器官、组织、细胞或体液等方面的变化，以及其他病原因素如寄生虫、细菌、病毒等方面的情况，并且以此作为诊断疾病的客观依据。

### 5. 临床治疗不同

蒙医着重运用整体观，辨证论治，治病注重调整。通过调节"赫依""希拉""巴达干"三根关系，改善功能等方法，提高人体抵抗力，消除疾病。以调动人体自愈力为主，重视人体的自我康复能力和人体的再造功能。蒙医治疗慢性疾患为多，以温针放血、正骨震脑等为其特长，疗效优良；西医主要对症治疗，旨杀菌消炎，消除外来致病因素。治疗急性病为多，擅于外科手术、内科急症抢救、传染病防治等，疗效显著。

蒙医通过"三诊"全面地收集临床资料进行综合分析得出动态施治的依据，根据临床错综复杂的过程，去伪存真、由此及彼、由表及里地综合分析，找出致病的主要原因。以腰痛症为例，一位患者有寒冷天加剧的临床表现，另一患者伴有头痛耳鸣、肢体无力的临床表现，两者虽都是腰痛症状，但前者的主要病因是风湿，后者的主要病因是肾虚。在临床中根据病因的不同，制订不同的治疗原则，从而解决主要矛盾，消除腰痛症状，这就是蒙医学辨证的整体统一性和灵活性。再比如"辨证时辰给药"理论，它是蒙医药临床实践经验的总结，并且一直沿用至今，其理论体系完善，临床疗效显著，具有鲜明的民族特色。蒙医临床用药注重择时给药，根据"三邪"（赫依、希拉、巴达干）病症的活动规律、主症、并症灵活兼顾，不同时间给予相应药物。由于病情不同，患者在一日的早、午、晚所用药物亦不同。赫依症的活动时间多在凌晨，故治疗赫依症宜在早晨给药；希拉症的活动时间为中午或子夜，所以治疗希拉症的给药时间多在中午；巴达干症的活动时间则在黄昏时节，因而治疗巴达干症的药物以晚服为佳，以期获得最理想的疗效。人体的内在统一平衡一旦被打破，必然会体现在外部因素上，所以由外及内，则很容易找到内在被破坏的地方。西医主要是以哪坏治哪、哪坏换哪这种思维方法来诊治，以求以最小的创伤来保护整体的大循环系统，治愈坏掉的部分，让整体以最小的代价继续运转。

可以说蒙医与西医在医治中各有利弊，蒙医重辨证，西医重辨病。西医在治疗过程中是孤立的，"头疼医头，脚痛医脚"是西医施治过程中最大的特点。而蒙医善于从全局出发，对患者全身进行治疗，系整体思考模式。这样的治疗，整体治疗周期较长。

# 第二节　蒙西医的实证对比

蒙医的"三诊"是蒙医临床诊断的重要手段，而问诊更是其中的重要环节。笔者通过对蒙医、西医医师的访谈，在医患沟通方面对二者进行对比。医师与患者交流的过程看似简单，却是了解患者的全面情况和疾病本质的重要步骤，也是对患者进行诊断的重要依据。

## 一、医患沟通的功能

目前，绝大多数的蒙医医师以看慢性病为主，所以接下来的观点均在慢性病的范畴内讨论。据世界卫生组织报告，慢性疾病，也称为非传染性疾病，每年导致3800万人死亡。其中近乎四分之三的死亡案例发生于中低收入国家。大部分非传染性疾病死亡案例来自于心血管疾病（每年约1750万人）、癌症（820万人）、呼吸系统疾病（400万人）与糖尿病（150万人）。而抽烟、酗酒、缺乏身体锻炼以及不健康饮食则大大增加了慢性疾病导致死亡的风险。这些风险因素是不健康行为产生的后果，但如果患者充分参与治疗护理，是可避免或改变的。

慢性疾病与急性疾病需要做一个根本性的区别。后者通常在短时间内突然出现与消失。由于急性疾病发作快速、持续时间短，因此治疗过程自然是呈片段化的，一般见效快，是偶然性行为。急性疾病不限于长时间的持续治疗。而慢性疾病则发病慢，是一个持续发展的过程，需要复杂的治疗。在慢性疾病医护咨询中，需要特别注意患者的自身管理能力与行为（如自我监督、改变饮食习惯、减重等）以及行为激发与患者参与等方面。让患者参与医疗护理过程的难点在于慢性疾病通常伴随着复杂的并发问题，例如"应对症状、残疾、情绪影响、复杂的药物治疗方案、艰难的生活方式调整以及获得有用的医疗护理"等。

涉及慢性疾病医护交流特点的相关研究强调了主动的、参与式的医患沟通的重要性，证明了患者积极参与医疗过程有利于提高医疗效果。例如，糖尿病医疗护理环境的研究表明，以医师为主导的交流沟通行为对患者满意度、对治疗的持之以恒性与健康结果等具有负面影响。事实上，研究发现，患者自我护理与医疗护理二者相结合的方式可以获得更有效的慢性疾病医疗结果。反过来，在医疗接触与交流过程中可以建立、实现良好的医患合作关系。

健康交流领域的研究主要侧重于医患关系研究，大部分将交流工作视为这种关系的一种映像。例如在专断模式中，由于医护方式是以医师为中心，根据疾病情况提供医护，因此医患沟通被描述为属于非参与式的交流。为此，交流通常采用为了达到一定方法目标而使用的"功能""方式""技能"与"技巧"等术语进行描述。因此，或多或少是更可取的。例如，我们通过仔细观察蒙医临床，发现许多有经验的老蒙医，将望诊、问诊、触诊同时进行，问诊贯穿首尾。而且多是"有的放矢"地一语道破主症（或主因）。如："你心口痛吧"，"你头痛吧"或"你失眠烦躁吧"等等。顺蔓向后延伸，或干脆切脉后将病情初步分析讲给患者，得到患者的信任，再让患者主动更全面描述其病情及细节。从这里可以看出，交流的描述与评价通常基于个人、社会或临床层面的互动结果。所以说，如果信息交流能够积极地影响着患者的自信心，那么这种交流是有效的；或者如果患者能够被允许参与医疗过程，那么医护决策过程将是适当的，这与患者坚持与参与治疗的程度息息相关。从广义上讲，这是对医疗互动现代概念中固有的交流事件的一种理解。然而，不可避免的是，这种应对交流的方式仅能够提供对交流互动的一种有限的理解，通常局限于信息交流，或者通过非语言行为进行交流。

在疾病与患者的概念化范围内，医师是唯一能够了解疾病的人员。此外，帕森斯也指出：医师是"患者状况"的调节者。换句话说，疾病可视作可以授予患者福利与额外权利（如可以休假）的一种状况，而医师则是通过诊断疾病、开具治疗方案与决定康复时间而调节这一功能的人员。

在这种医患关系中，医患沟通并未与治疗功能有任何的挂钩。治疗结果是实施源于科学知识的治疗方法的结果，而科学知识又来自于试验与对照试验。疾病与患者管理毫无关系，疾病的治疗结果仅与医师息息相关。此外，这种范式假定医师是与患者分离的，是中立的。

但是，在巴林特有关医师与患者情绪方面的作用的观察研究结果中，这种严格呈现医疗护理过程的做法受到了批评。医患二者的情绪是治疗难题、抵触与成败的一个重要因素。他首次使用了"以人为中心的医学"，开辟了重新思考医患关系中"人"的因素的研究之路。他的研究特别强调这样一个事实，即医师在为患者提供医护过程，由于亦会受到偏见、以往经历、信念等影响，无法保持中立、超然的状态。巴林特的团队旨在通过与同行的交流讨论提高自我意识，目标十分明确。在几年后，恩格尔在论文文稿中更为明确地批判了过去医师通常未自察的基本医护模型。其描述了当时科学界的一种主导范式，这种范式决定了医疗实践的结构、目标与方式。恩格尔将此范式称为以疾病为中心的模型，并宣称，这种模型已如此根深蒂固，被视为理所当然的模型，甚至通常被作为教条进行阐述。这使得恩格尔重新思考了疾病为中心的模型的特点，提出了生物心理社会模型。在这种新的范式中，同患者关系的构建被视为传统医疗解决方案的一种补充。与患者建立良好的关系，而不是使之理所当然、完全忽视这种关系，开始被视为其中的一项医疗目标。恩格尔模型虽然理论上是强大的、十分具有说服力的，但实施起来却更为困难。这种模型是一种系统性模型，即假设存在相互作用、影响的各种不同的系统，当其中一个系统发生变化时，例如，当生物系统发生变化时，所有其他系统将会受到影响。因此，若要重建平衡，所有系统需要考虑在内。显然，在还没有将临床医师的可行性建议应用于临床实践中的方法时，却引发了如何有效提供医疗护理的争论，并最终产生了"以患者为中心"的医疗方案。

以患者为中心的范式目前已被广泛接受，至少在哲学观点与伦理道德方面成为人们首选的、最令人满意的医护方法，即使说这可能与健康结果关系不大。尽管以患者为中心的范式已被认为是最令人满意的医患关系模型，这种范式也存在着一些问题，主要来自于理论与操作层面上概念定义的不明确性。爱泼斯坦与斯特里特提出了"共享想法"的概念。在患者为中心的医疗框架内，根据相互关系与协商式互动的观点，"共享想法"之方法力求提供一种在共同决策过程形成患者偏好的模型。因此，其目的在于了解医疗决策过程如何建立互动双方的平衡。这一方法旨在重新思考医疗环境下医患双方合作决策的方式，尝试解决先前研究中常见的交流与决策过程"信息传递"的问题。临床环境下偏好与决定被认为是属于患者、医师及二者共享想法三种实体相互作用的产物（共享想法指相互分享并且构成共同决策依据的知识、价值观、信念、偏好、标准等），针对这一研究结论，"共享想法"的观点尝试着对此结论进行概念化。爱泼斯坦与斯特里特提到了共享想法有别于其他研究领域同时与医疗环境下决策相关的三个重要组成部分：协作认知、协调与意义构建。协作认知指在高压环境下，认知能力较低或不足时，个人相互为对方认知能力提供支持的一个过程。协调指分享共同的目标，在相关决定上保持共识。协调关系产生于双方的互动过程，需要医师、患者、家庭成员及医疗团队其他成员等参与其中的所有各方对决策的信任与承诺。协作认知与协调共同促成了意义构建，即在复杂环境下生成语义并促进达成决定与解决方案的过程。

事实上，交流互动是极其复杂的事件，不能单纯地理解为社会结构一种反应。这需要建立人类互动的具体模型，而其中医患互动可视为受规范与语境限制下一种更为常见的现象的具体化，在交流互动中呈系统性。

"共享想法"是以患者为中心的医护方法的重要组成部分，即共同决策。通过将交流概念化为建立共享的"共同基础"并据此基础建立参与互动的各方一致同意的决定手段，实现这种共同决策。所述共同基础即共享想法，通过交流沟通，整合共享的信息、共享的商议与共享的决定实现这种共同基础。这些共享流程的结果即形成了互动（或系列互动）之前并未存在的新的一套知识。意义构建方面的协同努力使得在复杂环境下生成语义并促进决策。换句话说,共享想法似乎起到了一个"容器"的作用,在这个比喻性的空间内,各方创立了共享的知识,创建了意义,并做出决策响应。

这种方法克服了以往模型与方法的诸多限制。尤其是主要涉及医患互动的交流方面,这种方法提出了一种动态的、非线性的交流观点,根据这种观点,交流模式与话题呈周期性出现,通过后续的对话阶段进行拓展。这也符合最新的对话研究趋势。更为具体地说,将共享信息与共享商议过程确认为决策的两个关键组成部分反映了健康交流领域与论证理论的见解。

## 二、医患沟通实证分析

医疗会诊通俗意义上讲就是从患者见到医师的时刻起,经过建立关系、信息(语言或肢体)交流到最终决策的过程。医疗会诊在慢性病中也可被称为寻求决定的活动类型,其中给出决定是主要的论辩活动,是一个论证的构成部分。在第一种情况下,参与者需要就问题的解决方案达成一致。在第二种情况下,参与者需要就如何评价事实达成一致,以便根据这些评价做出决定。我们对全面地了解临床医师对论证的使用特别感兴趣。所以我们从以下两种情况进行实证分析:第一种是在决定某种治疗时的情况;第二种是当患者不同意治疗方案时的情况。

随着语境论证研究的趋势日益增强,特定的互动语境正在被密切检验,用来对参与者所做出的论辩选择加以识别和约束。通过对不同语境下的相互作用进行研究,我们对特定语境对论证的产生和解释的影响进行了思考:论证的需要,论证的要求和论证的结构都适用于一种语境的出现,即疑问、反对、异议和反诉。范爱默伦提出,语境的概念本身被指定为一种方式,它为分析者在分析语境中的论证提供适当的工具。第一步是话语文本,其次是语境,它可以被描述为微语境(文本紧接在被分析的摘录之前或之后),中语境(话语发生的情况)和宏观语境(言语事件,或交际活动类型)。在分析一段论证的文本时,分析人员可以依靠从文本、上下文、自己的推断和背景信息中提取一些信息,这些信息包括对某些一般性规则和规则的了解,而由已知文本分析、提取出的一般性规则对于解释在某种相互作用中产生的论证是有帮助的。

医学背景是最近从这个角度探讨的背景之一,也是一个非常有趣的背景。事实上,到目前为止,这方面的研究已经有四十年之久。然而,医学论证的领域是相对较新且仍在发展中。这一领域的主要研究问题是:参与者在医疗会诊中使用什么样的论辩?论证是否与以患者为中心的医疗方法相一致?医学论证的作用是什么?论证模式能在医学语境中被识别吗?

在寻找可能有助于确定论证在医学会诊中的作用的论证模式时,在本文中,我们提出了一个小的实证数据收集,旨在了解临床医师是否和如何使用议论文策略在不同文化背景下有所不同。更具体地说，我们的研究集中在西医和蒙医的比较上：前者是以意大利临床医师的样本为代表，后者是以内蒙古临床医师为代表。

我们关于医学接触的对话性质的工作假设是，它们可以被描述为寻求建议活动类型的实例：医学咨询是由一个人发起的，他向专家寻求关于特定健康问题的建议。为了实现这一意图，互动中的核心言语活动是给予建议。在这种活动类型中，"给予建议"是一种话语类型，即谈话的一种形式（其他例子有病史采集，宣传谈话，审讯等）。它是医学会诊中最典型、最相关的谈话形式，因为它是实现活动型隐性制度目标不可或缺的一种形式。

正如在其他地方所争论的，论证序列可能出现在提供建议的活动中，具有两个主要功能：作为语用论证的关键组成部分（即提供理由支持或拒绝某项行动建议）；以及作为对话工具的事实解释标准（症状）的对齐。

当双方需要就某个问题的解决方案达成一致，并主要基于其后果来讨论行动方针的有效性时，就会出现务实的争论。从这个角度来看，可以提出论据来支持或反对提议的行动方针，通常指出从一种解决方案中产生的积极或消极后果。然而，在做出共同决定时，同样重要的是要商定用来确定所采取行动后果的可接受性的标准。通常情况下，对话者不会明确这些标准，假设它们是共享的，或者至少是直观的。通常情况下，缺乏共同的标准会导致麻烦和误解，以致无法做出共同的决定。如果对话者意识到这一点，并且能够将预设的标准转化为讨论的主题，那么论证就可以成为一个有用的工具来仔细检查这些标准，决定哪些标准与决策真正相关，并将它们对齐。

在此假设的背景下，我们试图回答的研究问题是：假设医学遭遇中的论证功能被理解为寻求建议活动类型的实例，如果医学方法和文化背景发生变化，这些功能会改变吗？

为了回答上一节所描述的研究问题，我们决定在两种不同的背景下收集数据，这两种背景下的数据在文化上和实践中都有所不同。我们选择以意大利慢性护理临床医师为代表的西医和以中国内蒙古自治区慢性护理临床医师为代表的传统蒙医进行比较。当然，所选择的蒙医医师也了解西医。

鉴于这一医学领域的具体临床目标，我们的研究仅限于慢性护理领域，包括患者教育、授权和自我意识。这些目标的前提是患者被包括在决策过程中，导致治疗和行为建议的定义，这使得议论实践与实现这些目标特别相关。

鉴于记录医疗遭遇的困难，我们采访了临床医师，旨在收集他们在咨询中对沟通和争论的看法，以及他们对这些遭遇的结构和目的的描述。

我们研究问题的具体内容是：传统的蒙医医师是否有与西方医师不同的对话和论辩行为？

为了回答这个问题，我们分别对在意大利的三组西医方面的医师和中国内蒙古自治区的三组蒙医方面的医师进行访谈，并对访谈所得到的语料库进行分析。这里需要说明的是，三组分别为相关从业经验 2 年、15 年和 30 年的医师，每一组包括一名男医师和一名女医师。当然，由于条件的限制，从业时间不一定恰巧符合，所以会有一些偏差。但是重点是要突出三者的业务能力，我们把三组分为新手组、熟练组和专家组。每位医师都接受了采访，他们的回答被逐字抄录下来（详见附录二）。访谈主题为：交际行为；典型的协商结构；论证的使用（协议或共识）；分歧的管理；治疗处方的咨询方式；临床医师在相遇中的角色。访谈采用直接内容分析的方法进行分析。作为最初的编码类别，我们确定了以下内容：使用因果论证；使用实例；使用更简单的术语；论证中找到共识；论证中达成共识；在做决定时咨询患者；在做决定时不咨询患者。

访谈内容是根据这些类别进行编码排序，并进一步定性分析，以确定与回答研究问题相关的任何其他变量。

接下来，是每个编码类别的结果，然后对结果进行更一般的讨论。

### 1. 使用因果论证

只有在两种情况下，意大利医师在赞成某种治疗或行为时明确声明要提及后果。在其他情况下，他们说他们给出了他们的理由。我们不知道"因果"这个词意味着什么，是原因还是后果。大多数蒙医医师都宣称使用因果论证。

### 2. 例子的使用

蒙医医师从未明确提到用例子来重新解释。

### 3. 使用更简单的术语

意大利医师仅在 2 例病例中使用更简单的术语，而蒙医医师在 4 例病例中使用更简单的术语。

把第 2 类和第 3 类放在一起观察，年轻的医师倾向于使用例子，而年长的医师倾向于使用更简单的术语。

### 4. 在寻找共识的过程中使用了论证

意大利和蒙医医师在这方面的得分类似，约一半的样本宣布寻求同意。

### 5. 在达成共识的时候使用了论证

意大利医师在 5 例病例中宣布了这一目标，而蒙医医师仅在 2 例病例中宣布了这一目标。

在一些病例中，有 4 例和 5 例同时出现在同一个访谈中：在这些病例中，医师区分了危及生命的情况和不那么严重的情况。在前一种情况下，他们不是试图找到一致的意见，而是试图说服患者接受某种治疗建议；在后者中，由于这种情况不会危及患者的生命，因此有可能让患者有时间尝试其他方法。

## 6. 医生在做决定时咨询患者

大多数的意大利和蒙医医师在做决定的时候都会咨询患者。

## 7. 医师在做决定时不咨询患者

在所有情况下，只有一个医师宣布在做决定时咨询他们的患者。在5例相同的病例中，他们也声明在做决定时不咨询患者。通过仔细阅读这些采访，"咨询"的概念似乎需要更详细地说明。

两组临床医师报告的会诊结构相似，只是在诊断"技术"的使用上有所不同：

意大利医师主要是以询问，身体检查和诊断测试为主。

蒙医医师主要是以"三诊"（望、问、触）和基础诊断测试为主。

据报道，患者并不经常表达异议，但当他们表达异议时，在两种情况下原因是不同的：

意大利语境中，建议对患者进行改变，例如改变治疗方法（不同的药片），从一种治疗方法转变为另一种治疗方法（从药片到注射）；对少数人来说不接受额外的治疗，特别是如果他们认为是伤害性或是无用的。

蒙古族语境中，对蒙医药的味道的抵触；害怕后果（疼痛或出血）；医疗费用的压力；药物的有效性。

显然，我们的研究是有局限性的，比如样本的大小和访谈问题的提法，或许可以进一步改进以上结果以获得更细致的信息。当然，因为地域、国家和民族的情况不同，所以在前提条件上有几点不同：第一，蒙医医师主要集中在中国内蒙古自治区和蒙古国，地域辽阔却人口稀少，所以很多患者都是经熟人介绍而来，在建立关系的过程中就存在一定先天优势。因为介绍来的信任度往往会更高。蒙医临床医师中的熟练组和专家组相比新人组也会在建立关系上有一定优势，甚至在决策过程中一般也会有一些影响。第二，来看蒙医的患者有一半是来自内蒙古自治区的偏远农村或者牧区，很多患者甚至无法流畅地用普通话来表达自己，所以在这些人心里蒙医医师更容易获取信任和认同。第三，在意大利，可能没有蒙医或者其他传统医学，所以西医更容易获得认可。在中国内蒙古自治区，面对第一次看蒙医的患者来说，蒙医可能需要付出更多才能获得认可。因此，我们认为我们的结果只是作为现象的指标，需要进一步探索，也需要使用不同的方法。总的来说，意大利临床医师似乎更倾向于辩论以达成共识；蒙医医师常说，如果患者不同意他们的建议，他们会把他们推荐给其他临床医师或建议不同的疗法，无论是传统的蒙医、中医还是西医。因此，有更多的选择就可以更容易地使用论证找到共识。

对于令人不太满意的结果，医师似乎是在被咨询而不是咨询患者，"咨询患者"的概念可能需要明确。似乎在大多数情况下，"咨询患者"被理解为"就手头的决定提出相关信息的问题"，所以医师实际上并没有让患者参与选择，而只是收集信息，帮助他们提供更合适的建议。在其他情况下,"咨询患者"指的是描述各种选择,并询问患者倾向哪一种。不过,在其中一些病例中,医师也承认他们提供的选择方式是引导患者选择医师认为最好的治疗方案。在不止一个访谈中,医师明确指出,他们在选择治疗方案时不涉及患者,只有在一些涉及需要有一些创伤的情况下才会讨论,而那一般都是最后阶段。

这里还有一个比较有趣的情况,一位意大利男医师和一位蒙医女医师在访谈中提出相关的选择是他们的专业责任的一部分,让患者参与选择合适的治疗建议的阶段是不公平也是不够专业的,因为他们没有概念性的工具来解释它们。显然,他们认为患者对医学专业领域并不是特别了解,所以他们的责任就是确保自己做了最正确的决策,也就是最佳的治疗方案。虽然这一声明仅由两个人提出,但它指出了一个重要的问题,以理解论证在医疗过程中应该或可能扮演的角色。这个问题可以在以下的研究问题中表述出来(不详尽),这可能会为未来的研究提供信息:在以显著的认知不对称为特征的制度语境中发生的交互作用中,如何使用论证?要达到哪些目标?在这些语境中,什么是不恰当的(无效的)论证用法?认知不对称是否会影响各方在批判性讨论中扮演主角和对手的能力?

一般来说,分析提供了高度复杂的相互作用的画面,其中显然发生了相互矛盾的对话活动。通过对访谈的分析,我们也可以在更理论化的层面上进行一些思考。关于我们研究的工作假设,即慢性护理中的咨询被描述为寻求建议的活动类型,它可以被保留,但有一些具体的关于给予建议的活动,这是整个沟通中的关键活动。

给予建议通常是指连续的说话活动,是评估、判断和指导的结合,认为未来的行动对被提问者是积极的。它的力量也弱于请求或命令,因为寻求建议的人可以自由遵循或不遵循。我们的访谈结果证实,这也意味着提供支持论点的规范性义务较弱,即使提供这些论点与以患者为中心的医疗方法是一致的,而且似乎更倾向于患者参与。实际上,从临床医师的回答来看,他们似乎会更频繁地提供一个优先选择,然后开始讨论如何实施它,而不是接受或拒绝它的理由。

此外,我们还可以通过补充建议涉及(可能是共享的)决策,包括务实的论证,来进一步发展建议的特性。这意味着模型考虑对话可以保留,但有一些论证,比如:语境预定义了哪些患者可以提出建议的主题(绝大多数临床医师宣称他们希望患者参与讨论如何将建议付诸实践,而不是做什么);"提议"行为的恰当条件必须重新定义,同时考虑患者可能的建议。

综上所述,我们认为从研究中可以得出两个主要的指标,并且可以在进一步的分析中发展。首先,共享决策模型(至少对于慢性病护理而言)可能需要根据从现场收集到的信息重新考虑和定义。一个理想的协商模型,可以作为在现实生活中的协商中识别某些问题的工具。然而,正是由社会角色、职业承诺、道义立场和问题本身(例如疾病类型)所产生的语境约束,定义了使用论证进行审议的边界和方式。这些需要在一个试图解释现实中发生的事情并可能预测积极和消极影响的模型中加以解释。从另一个角度来看，理想的模式可以用来提倡改变进行审议的体制背景。

笔者认为可以从当前的研究中得出的第二个结论是，正是互动的目标决定了他们的结构和社会的对话角色。相反，不同的文化背景会成为影响论证被理解为实现总体目标的工具。

# 第三节　蒙医诊断理论

蒙医认为身体出现的症状不是最该关注的地方，它只是反映了身体某个器官或系统出现问题，病症只是表面现象，病因才是根本。蒙医诊断理论根据"三诊"收集到的资料，通过对三根的偏盛、缺失、积蓄等阶段的病症的判断和分析，给出疾病的性质类型。本节将会特别说明蒙医的诊断三法，因为其对我们以后的研究有非常重要的作用。

## 一、三诊法

蒙医诊断的过程是非常具有特色的，采取望、问、触几种手段得到患者的症状、病情。以此为基础判断病患的病症。"三诊"之间必须紧密地联系起来，进行多方位的观察和了解，同时对发病的内因、外缘（外因）、地点、季节时令等主客观方面的资料，多方面、全方位考虑，最终得到可靠诊断。《蒙医志略》一书谈"诊察和分析是蒙医在对病患的诊断过程中的两个重要内容。诊察，主要是通过严格的三诊——望诊、问诊、触诊，为诊断搜集必需的依据。分析的过程比较复杂，蒙医会由外及内，从症状推测病因，多角度全方位地考虑，从而有一个正确的判断"。观察现代蒙医大夫为患者诊病过程，首先他们以整体观与辨证论治理论为指导，运用"三诊"，全面详细了解病情并进行严谨的检查，然后将所得的各类资料，再按"诊断十大要点"的要求，加以分析，将病症区分为寒热两性，鉴别该症属于"六基症"的哪一症，是单纯性、合并性或聚合性等，提出初步诊断，确定治疗方案。正如国医大师、蒙医专家巴·吉格木德所介绍蒙医诊病要点，即"察色揣脉，区分寒热，鉴别六症为关键"。

## （一）望诊

望诊，顾名思义就是进行观察，医师依靠视觉器官对患者进行全方位的观察，为的是对患者的身体状态有一个基本的了解，从而判断病情。蒙医学中，人是一个整体，人体的外部，尤其面部（主要指眼睛、脸色、舌苔、精神状态）等于脏腑组织的一种外在表现，而且局部的病变可以映射至影响到全身，人体内的气血、脏腑、白脉、血脉等的病理变化，必然会在其体表相应的部位映射出来。因此，观察体态、肤色、五官及精神状态的变化，不仅可以了解人体的整体状态，还可以作为分析气血循行、脏腑功能等生理病理状况的主要根据。《蒙古学百科全书》中写道："通常医师通过望诊能对疾病的所累部位、病根、本质有初步了解，即望诊是从外表象认识内在本质，从局部认识全局的重要依据。"蒙医望诊观察人体外表各部位的情况与西医体格检查相似，但在观察患者精神状态方面特别重视。蒙医专家天山也曾总结："病人的内在身体的变化往往反映在一个人的精神状态上，病人的气血是否不足，有哪个部位的疾病都可以从病人的外在表现看出来，包括病人对于外界变化反应的敏感度、最基本的精神状态，还包括病人行为的连贯性、协调性。如果一个人气色非常好，很有精神头，看起来很开心，眼神带着光，能够清楚地表达自己，那么足以判断这个人的身体状况很好，很有活力，相反则为病态。"

蒙医诊断中的第一步望诊是整个治疗的基础，非常重要，所以会从以下多个角度来看。①第一眼看到的往往是一个人的精神状态，每种病患的精神状态都不会太好，但是会有不同，比如说希拉病患者往往最直观的特点是面部发红发烫，皮肤非常的油腻而且发黄。而暴躁易怒、皮肤粗糙、情绪一直处于紧张状态，这是赫依病患者的特征。如果是巴达干病的患者，则症状为反应迟钝，健忘，身心沉重，懒动，食欲不振等。②之后望五官：这里的五官不只包括眼睛、耳朵、嘴巴、鼻子，除了最主要的舌头和舌苔，还包括指甲、皮肤以及毛发。③最后看排泄物：主要观察尿液。要对尿液的颜色、气味以及尿液中的杂质，比如沉淀物、漂浮物等仔细观察，可以得到患者的大概情况，主要包括寒热属性，也是一种诊断的重要依据。正常尿液颜色呈淡黄色。不同的病患有着较为不同的尿液特征，除了赫依病比较特殊，气味比较小之外，其他的气味都比较大。在颜色方面，赫依病、巴达干病、血热病、黄水病、希拉病颜色分别为青色、白色、黄色、紫色、黄色。

## （二）触诊

蒙医诊断触诊是指医师通过用手触探患者体表部位进行有目的的检查方法，通过此方法了解患者的健康状况，测知病情。触诊主要有切脉的方法和触摸指定部位的方法。蒙医切脉的方法是医师使用食指、中指和无名指三个手指的指腹，按在患者的脉上，看患者的脉象情况。诊脉的地方是手腕后的第一道横纹往下大约一寸左右（通常认为拇指的最后一节的为一寸长度），这个部位也就是桡骨茎突略偏后方动脉上，医师三个拇指放在第一横纹上，靠近肢体近端，从第一横纹到肢体近端拇指分布分别为食指、中指、无名指。食指放置的脉搏位置为"冲"，中指放置的脉搏位置为"甘"，无名指放置的脉搏位置为"恰"。这三个手指所隔距离应该合适，不能太宽或太窄，间距大约能放下一粒小麦。在把脉时应该力度适中，控制好轻重程度。诊冲脉时只要轻轻按压皮肤就可以了；甘脉较重，要着于肌肉；恰脉时必须以较大力度按压，以着手于骨作为标准。医者诊脉时的姿势必须准确、到位，也就是诊脉位。患者在被诊脉时应该坐着或仰卧，伸直前臂，手腕朝上，使用脉枕将手腕垫高，让手腕和心脏在一个位置水平上。除此之外，假如患者性别为男，医师在诊断左手的脉象时应该用右手，医师在诊断右手的脉象时应该用左手；假如患者性别为女，首先应该用左手诊断右手脉搏，然后用右手诊断左手脉搏。当拇指搭在脉象上时，医师应该调整呼吸，尽量呼吸平稳，注意力集中用来判断拇指所诊断的脉象情况。宝龙通过研究认为，蒙医在诊脉时所诊部位与中医有些微区别，更靠近肘窝内。与中医主要的差异之处在于"冲、甘、恰"，这是按照医师手指按压的角度所进行命名的，这些名称仅仅在医师诊脉时才会出现，是虚拟名称。而中医切脉独取寸口的原因是在于，寸口刚好处于手太阴肺经的原穴部位，集成了各种脉象。手太阴肺经起源于中焦，所以在寸口这个部位可以判断胃气情况。除此之外，脏腑气血在经过各种动静脉之后最终在肺部聚集，因此寸口可以体现脏腑的生理变化。蒙医有不同的看法，认为手腕处与脏腑的距离适当，可以了解实际病情。蒙医学依据疾病性质与种类将脉象分为总脉与分脉，通过对患者的具体脉象进行诊察病情并综合分析进行诊断。《蒙古医学经典丛书·基础学》当中提出，在身体状况发生改变时，脉象也随之改变。这种脉象就是病脉，能够通过这种脉象反映疾病变化，故可作为诊断疾病的依据。病脉可以分成总脉、分脉两个类别。总脉指的是从疾病的本质出发来对脉象做出分类，共有寒、热两大类，十二种脉象。其中热证脉象、寒证脉象各六种。热证的脉象分别是实、洪、滑、数、弦、紧这六种脉象。实脉为压之感觉坚实；洪脉为有粗阔的感觉；滑脉为压之滑而清楚；数脉为有搏快的感觉；弦脉为有细而紧的感觉；紧脉为压之硬而有力。寒证的脉象分别是微、沉、弱、迟、虚、空这六种脉象。微脉为脉象不清楚；虚脉为压之搏动减弱的感觉；弱脉为搏动不明显的感觉；迟脉为脉搏次数减少的感觉；沉脉为用力才能切到的感觉；空脉为压之消失的感觉。分脉的分类依据是病种，从具体层面进行划分的话，有单一症、合并症等种种不同的脉象。

蒙医通过触摸不同的部位，能够发现更多的问题，可以通过对患者患病部位按压，感受按压部位的手感、轮廓硬度等方式判断患者的疾病状况，从而掌握通过问诊等方式无法掌握的信息。如内脏器官的大小、质地、硬度、位置等。赫依性疾病的患者皮肤较为粗糙，有一些肿块，而希拉性患者的皮肤较为油腻，有一定程度发热，在病变部位按压能感觉到明显的痛感。巴达干性的患者皮肤柔软，较为冰凉，有些浮肿等。

### （三）问诊

蒙医在诊断过程中会进行问诊，也就是医师与患者或其家属进行沟通，在沟通中掌握患者过往病史的具体的情况。问诊是对患者的病史进行询问，了解患者的病情状况，从而掌握关于疾病的更多信息。蒙医认为，疾病的很多情况需要通过问诊才能掌握疾病的具体信息，如疾病的发生事件、发展变化、患者的家庭史和生活状况等。这些与疾病有关的资料信息是在分析病情、判断疾病的状况上掌握的，有助于疾病更好地治疗。患者发病早期往往病症不明显，因此通过问诊医师才能掌握疾病的具体信息，从而在这些信息的基础上进行判断。此外，问诊可以用来确定疾病的范围，再选择使用哪种诊断方法进行诊断，在问诊时对患者的思想情况一定要有了解，及时舒缓患者情绪，这样才可以保证病症的有效治疗。因此，问诊在蒙医诊断疾病的过程当中十分重要。《蒙医临床学》中指出，问诊是了解疾病发生、发展全过程的关键诊法，对疾病情况问得越详细、越准确、越全面，才能做出越准确的诊断。这指的是，一开始在对患者进行诊断时，应该对疾病的产生情况进行询问，掌握导致疾病发生的原因等，只有了解清楚，才能做出正确诊断。蒙医专家天山也曾总结，在对患者问诊时，有以下几个方面需要注意：①要有科学的态度和高度的责任感；②要让患者对医师有足够的信任，启发患者提供有关疾病的重要信息；③要摒弃主观主义的影响，避免从主观愿望出发询问患者，诱导病人做出理想回答；④病情较为严重的患者，问诊时行迅速切入要点，结合诊察，有效地对患者做出处理。这是一种蒙医诊察疾病重要影响的证据。

蒙医问诊的内容非常全面，仔细观察蒙医大夫的出诊或巡诊、往诊过程中，不难发现蒙医诊病与西医诊病有明显的不同。蒙医诊病不像是流程，更像是思考和研究的过程。蒙医医师灵活机动地运用一套娴熟的"问诊"技巧和规律，与患者面对面地交谈，既要理清病史，又要仔细思考，确定哪一个是主要矛盾，在诊病的基础上还要诊人。蒙医在问诊时应该询问患者的基本信息，如姓名、生活习惯、婚姻关系、月经（女性患者）情况等，因为这些因素都会对疾病的产生有一定的影响；除此之外，当地的生活习惯等因素以及家族病史也与疾病有着重大关系。一些突发因素，如不当饮食、季节变化等也会导致疾病改变。突发因素包括突然惊吓或过度喜、悲、外伤、传染等情况。既往史、治疗史及家庭成员病史的问诊内容；起居行为及精神因素。有时日常生活的不规律也会导致疾病的发生；疼痛部位和性质等情况；而药物的治疗效果、患者饮食和生活习惯都会对疾病产生重大影响。

## 二、诊断十据

　　蒙医学诊断疾病的过程中主要遵守十项基本原则，在蒙医学中被称为诊病十据，也称为正误十据。《甘露四部》记载："以病因、痛缘、患者住所、发病时节、年龄、病情、病变所累部位、发病时间、患者饮食、生活习惯、尿等对照诊察以正误。"《蒙医志略》又载："将望、触、问诊收集得来的主客观两个方面的资料，结合临床所见进行综合分析，会诊后进行辨别，最终对结果进行分析整理的过程，就是医学上常说的诊断过程。蒙医学认为，一个正确的诊断，至少应该包括十个方面的判断或内容，即：诱发该病的原因、发病时患者的症状、发病的快慢、发病的部位、发病时的季节、患者的年龄、体质的强弱、所居住的环境、患者日常的行为习惯以及患者本身对于病症的耐受能力 。"诊病十据内容在蒙医学的传承与革新过程中不断完善，理论联系实际，将其内容更加具体化，形成了科学规范的辨证诊断方法，尤其在蒙医临床中发挥着指导实践的重要作用。

### 1. 诱发原因

　　研究患者发病的诱发原因，我们主要从患者的饮食起居、季节的差异、发病时的突发状况等四个方面进行分析是否太过、不及或反常等。患者的饮食习惯对于病情具有很大的影响，对食物的味道、食物的性质、食物的功效进行分析研究，从而对患者的病情做出正确的诊断。饮食方面，热、油腻、酸、咸等食品如果饮食过度会引起热性病的发生，而苦、辛、涩味的食品如果饮食过度就会引起寒性病的发生。从身、心两方面对生活起居进行分析，如果身体过于燥热紧张就会引起热性病，反之则可能引起"巴达干"病。突发状况的发生比如摔跤等会引起热性病，精神层面上情绪过于激动、产生忧郁等负面情绪可能会引起赫依病、精神病等。此外，通过对人体包括饥、渴、喷嚏、呼吸等十三种生理状况进行分析，并在上述状态下观察患者是否会对其有五官及其他方面的异常反应。而对于患者的发病季节，主要从一年四季的气候情况对疾病的发生率进行诊断。偶发事故，在此主要是精神上受到的突然刺激。

### 2. 主要症状

　　我们可以将疾病分为疾病本质上的和对疾病具有利害关系的因素这两方面。对疾病进行本质分析时，首先我们可以从导致发病的原因开始分析，比如从赫依、希拉、巴达干这些病状是偏盛、偏衰还是紊乱的本质特征来分析，或者从发病的源头—赫依、希拉、巴达干、血、黄水等能够引起疾病的症状进行分析，鉴别疾病的类型。对病情进行有利有害的分析时，可以从发病开始，观察有哪些情况是对患者的病情有利或是有害的。有益则症状减轻，有害则病情恶化。

### 3. 发病部位

对于发病部位的诊断我们主要从身体的五脏六腑、各个器官对于疾病的反应状况等方面进行深入分析，从而得到较为客观的病情发展状况。

### 4. 发病季节

对于发病季节主要是分析季节的变更是否会对导致发病的因子赫依、希拉、巴达干产生影响。

### 5. 生活环境

对于生活环境的分析主要是从患者居住的客观环境出发，研究患者居住环境的湿度、温度等状况，分析客观的环境对于患者发病的影响程度。

### 6. 体质特征

根据不同人的身体机能，将人的体质特征分为赫依型、希拉型、巴达干型、赫依-希拉型、赫依-巴达干型、希拉-巴达干型以及赫依-希拉-巴达干型这七种。从患者的体质角度来看，体质的差别与易患病的种类基本相同，比如赫依型的患者容易患赫依病，但由于病情具体的发病状况不同，体质特征一般呈现多样性，因此单一型的体质不常见。

### 7. 患者年龄

患者的年龄是影响诊断效果的一个重要因素，体内三根七素的功能随着年龄的增加逐渐发生变化，在不同的年龄段所显示出来的病情状况也有所差别。因此在对患者进行病情诊断时，要根据不同年龄的特点，进行不同的诊断方法，比如小儿容易患巴达干性病，而青壮年多患血、希拉性病，到了老年时期，患赫依性病的几率会增加。

### 8. 生活习惯

体内三根七素的功能受到人们日常生活习惯的影响。

### 9. 体质强弱

根据不同人身体机能的不同，可以将人的体质分为先天性体质、季节性体质以及保养性体质。体内三根七素的正常运行离不开一个健康的体质，因此应掌握好这三种体质的特点。体质的好坏对患者疾病的变化影响很大。

### 10. 发病急缓

疾病的本质特征受到患者发病快慢的影响较大，可以通过发病的急缓对疾病进行分类。医师只有通过对患者发病的快慢进行分析，做出正确的诊断结果，才能对症治疗。

一个正确的诊断，来自对各种诊断方法所获得的信息的分析和推理。蒙医各种诊断方法尽管有的相对简单，有的相对复杂，难易程度不同。但这些诊断方法都应该在某种临床推理的论证模式下全面进行，而不能偏向某一项，忽略另一项。因此各种诊断方法必须结合起来，相互借鉴，这样才能对疾病的本质特征做出正确的分析，对患者的病情进行有效的诊断治疗。

那么蒙医临床推理的论证模式又是怎么样的呢？其实任何一门学科，都需要发现其内部规律。蒙医流传至今，必然有着自己一套独特的推理方式，找到它，也是蒙医发展的一条必经之路。蒙古族的理论思维有着自己的发展规律，即原始思维—形象思维—辩证思维—系统思维—逻辑思维。蒙医学中具有系统思维，也有着一定的逻辑思维，但是未能把逻辑思维彻底弄清楚，所以研究蒙医内在逻辑就显得尤为重要。接下来我们从两种方案具体分析蒙医临床推理。

# 第三章

## 蒙医临床推理的两种
## 研究方案

    对蒙医临床推理的研究必须建立在对蒙医临床类型的正确区别下，这是至关重要的环节。笔者先通过对传统逻辑方案的分析，发现无法满足蒙医临床推理的动态性与非单调性；然后又提出了非形式逻辑方案，并最终确定了蒙医临床推理的类型是一种集多种推理类型为一体的复合型推理类型。

# 第一节  逻辑学的三种类型

众所周知，任何实践推理的逻辑方案都必须建立在某种逻辑类型基础之上，而且通常是建立在当时主要逻辑类型基础之上，蒙医临床推理的逻辑方案也不例外。逻辑学可以分为不同的类型，分别是演绎逻辑、归纳逻辑和非形式逻辑三种类型。

## 一、三种逻辑类型

纵观逻辑学的发展历史，如今逻辑学主要有三种类型。

**一是形式逻辑。**形式逻辑之所以被称为形式逻辑，因为它所关注的是论证的评价仅与推理形式有关。形式逻辑又称演绎逻辑，因为强调的是从前提必然推导出结论。演绎逻辑与归纳逻辑是一对相辅相成的逻辑范畴。根据卡尔纳普的观点，如何判定前提的真假，这不是他们并不关心的问题，因为那属于语用问题。

**二是归纳逻辑。**它重点在前提与结论真假的关系上，前提如果为真，结论一定为真，论证的类型与经验直接相关，紧密联系。因果推理为归纳逻辑的中心环节，也是科学逻辑的基本类型。为了适应科学逻辑的研究，提出了培根的三表法和求因果五法。因此，科学逻辑是归纳逻辑应用的结晶。

**三是非形式逻辑。**非形式逻辑与形式逻辑是一对相辅相成的逻辑范畴，它们二者均发端于古代。作为一个逻辑分支，非形式逻辑兴起于二十世纪后半叶，实际上逻辑学实践取向的回归。在论证评价上，形式逻辑与非形式逻辑的根本区别在于，前者只关注逻辑语义与逻辑语法分析，而后者不仅要关注形式逻辑家所关注的逻辑语义与语形的维度，而且还要关心推理的逻辑语用维度。临床推理的分析与评价显然也与语用要素密切相关，从这个意义上讲，非形式逻辑更适合于临床推理的逻辑研究。那么接下来让我们看看几种方案。

在非形式逻辑作为一个学科被提出来之前，传统上把逻辑学区分为两种类型：一是演绎逻辑，二是归纳逻辑。演绎逻辑和归纳逻辑曾经被看作是不可相容的两种逻辑类型，其实这两者的关系应该是对立统一，相辅相成的，而不是哪一个被过分地夸大其作用。它们既相互联系又相互区别。这里两者之间的相互关系是指当从现实中收集线索和数据来进行归纳总结时，必须加入演绎逻辑，穷尽所有可能出现的个体；另外演绎的前提是在归纳结束时得出的，在这一大前提的基础上，才会产生后续的演绎推理过程，从而在逻辑上得出一个可靠的结论。最后，利用演绎推理来验证归纳的方法是否正确。在不用归纳的方法下单纯用演绎，那么演绎就缺少了论证的依据。当然，这里若只讨论归纳，则缺乏逻辑科学的分析。归纳和演绎是一个完整的整体，每个部分都必不可少。所以若仅靠经验是很难得出令人信服的结论的，因为其缺乏反复验证性，放到实践当中，很容易被推翻，所以归纳和演绎是将经验转为理论必不可少的过程。

## 二、演绎与归纳之别

归纳与演绎的区别主要是以下两点。

**第一是思维方式不同。**演绎是从一般到个别，即从普遍的一般的事物到个别的具体的特殊的事物，也就是先全局然后再到个体；归纳则与之不同，为先个别然后一般，先对个别的具体的事物进行观察与分析，然后得出普遍的一般的规律。

**第二是前提和结论不同。**从数量上看，归纳的前提大于演绎的前提，因为归纳推理要考虑到所有的个体，而且所有的个体都是归纳的前提。与归纳推理相比较，演绎推理可以有多个前提，然后根据前提推出结论。从范围的角度，归纳的前提范围相对而言较窄，而通过演绎的方法得出的结论其范围更广。从有效性方面，演绎推理可以在假设的前提下进行，这个假设可以为真，也可以为假。若假设为假，则出现了推理矛盾，结论与假设不一致。演绎推理必须要遵循一定的逻辑规律，推理得到的结论才为真。归纳则没有这方面的要求，归纳推理所得的结论可以不为真，所以演绎逻辑更可靠。

# 第二节 传统逻辑方案

传统逻辑方案可分为演绎逻辑方案和科学逻辑方案。本节先是通过对演绎逻辑方案的研究，发现演绎逻辑的单调性与蒙医临床推理的非单调性相冲突；继而提出了科学逻辑方案，分别通过弥尔方法和假说演绎法与蒙医临床相结合，分析蒙医临床推理的特性与类型。

## 一、演绎逻辑方案

演绎逻辑是一种研究演绎推理评价的逻辑，有传统演绎逻辑与现代演绎逻辑之分。前者主要包括亚里士多德的三段论逻辑以及斯多亚学派的命题逻辑；后者主要是指布尔逻辑和弗雷格一阶谓词逻辑以及在此基础上发展起来的种种逻辑体系。换个角度来看，传统演绎逻辑主要是一种面向人脑的逻辑，而现代演绎逻辑主要是一种面向电脑的逻辑。评价演绎推理的标准就是演绎有效性。根据这条标准，推理有效的充分必要条件是：不可能存在所有前提均真而结论为假的情形。不仅如此，从形式逻辑观点来看，演绎有效性的判断仅与推理形式有关，而与推理内容无关。我们先来看看最早的演绎逻辑系统就是亚里士多德的三段论逻辑：

> 大前提：凡人皆有一死。
> 小前提：苏格拉底是人。
> 结　　论：因此，苏格拉底会死。

其中，第一句"凡人皆有一死"可称之为大前提。第二句是中项，可称之为小前提。第三句则是通过大小前提推理出来的结论。蒙医临床上的推理其本质无非是通过已有的病症找出病因，并给出治疗方案的过程。治疗方案也是旨在消除病症，病症可能是单一的，也可能是复合的。众所周知，推理，作为一个逻辑术语，是指从已知为真的命题（前提）推导出新的命题（结论），及由已知前提推出结论。在临床上，就是由病因推出病症的过程。前提一般是理由、事实、预设、假设、条件、原因等，而结论是主张、看法、观点、立场、行动、现象等。病因就是前提中的原因，病症是其病因所产生的现象，所以我们有理由相信，病因与病症的关系就是前提与结论的关系。毫无疑问，我们可以把亚氏三段论作为蒙医临床推理的评价工具。比如，

**论证 1**
大前提：睡眠不好是由赫依偏盛所致。
小前提：患者睡眠不好。
结　　论：因此，患者赫依偏盛。

临床推理的一个至关重要环节是，从病理（大前提）和病症（小前提）推导出病因（结论），因此，我们可以把这个环节的推理模式称之为"临床三段论"。针对论证 1，我们令"S"代表"患者"，"P"代表"赫依偏盛"，"M"代表"睡眠不好"。根据亚氏三段论，我们可以把论证 1 的形式抽取成"MA（推出）P，SAM，所以 SAP"。这属于三段论第一格的 AAA 式，并且从形式有效性角度来看，它显然是有效的。

由于演绎有效性只关注不可能所有前提均为真而结论为假，即：如果前提为真，那么结论必然为真。但是，就前提本身的真假而言，演绎有效性没有做任何断定。根据有效性标准，一个论证所有前提均假，而结论为真，这个论证并非无效，故推定有

效。但是这显然违背了我们的直觉。于是，形式逻辑学家们提出了推理可靠性标准，即：**推理可靠必须同时满足两个条件：其一，所有前提均真；其二，推理形式有效**。根据可靠性标准，就可以排除"前提假且结论真"或"前提假且结论假"等有效推理形式。就论证1来讲，虽然第二个条件得以满足，即推理形式有效，但第一个条件并未得以满足，因为如何判定大前提的真实性是个大问题。具体来讲，从蒙医学来看，"睡眠不好"这一病症的出现，可能是由一种原因所致，也可能是由多种病因所致。也就是说，其因症关系可能是一因一症型，也可能是多因一症型或多因多症型。从病理上讲，睡眠不好并非赫依偏盛的必然结果。换句话说，对于睡眠不好这种病症来讲，赫依偏盛既不是充分条件，也不是必要条件，但它却是一个重要条件。不仅如此，而且绝大多数病因与病症之间的关系都既非充分也非必要条件关系，只是重要条件关系。然而，在论证1中，只有假定了"赫依偏盛"是"睡眠不好"的充分条件，甚至充要条件，我们才能可靠地推导出结论"乌力吉赫依偏盛"。这一假定显然与蒙医病理相悖。那么我们该如何呢？消除这一相悖的一个可能方案就是，将大前提修改为"赫依偏盛会导致睡眠不好"，把论证1修改为：

**论证 2**

大前提：赫依偏盛常常会导致睡眠不好。

小前提：患者睡眠不好。

结　论：因此，患者可能是赫依偏盛。

与论证1相比，这个论证似乎更接受蒙医临床推理的观点。但要注意，假如非要用亚氏三段论来分析评价这个临床推理，我们会发现这个论证的形式并不满足可靠论证的第二个条件，即其推理形式是无效的，因为我们只能将其形式抽象为"PAM，SAM，所以 SAP"，即"赫依偏盛导致睡眠不好，患者睡眠不好，因此，患者赫依偏盛"，而其中犯了"中项不周延"逻辑谬误。因此，从形式逻辑上讲，即便其大前提与小前提均真，也并不能保证必然推导出结论为真。

针对论证2的有效性保证问题，有两个可能方案就是：一是利用命题逻辑来实现逻辑证成；二是利用一阶谓词逻辑实现逻辑证成。根据命题逻辑方案，论证2可以形式化为"H→! S, ! S, 所以 H"，其中，"H"代表"赫依偏盛"，"S"代表"睡眠好"，"!"为逻辑联结词"否定"。但根据命题逻辑，这个推理形式是无效的，因为这是充分条件假言推理的肯定后件式。其实，这个推理形式化也是有问题的，具体地说，论证2只断定了结论可能真，而非必然真，但在该形式化中，显然将其处理为必然真的。我们也可以根据谓词逻辑将论证2形式化为"(x)(Hx→Sx), Sw, 所以 Hw"。其中，谓词"H"代表"赫依偏盛"，谓词"S"代表"睡眠好"，个体"w"代表"患者"。基于一阶谓词逻辑，很容易检测该论证无效。其实，在这个形式化中，大前提的形式化也是有问题的。在论证2的大前提中，带有"常常"限定词。该限定词只表明了一般情况下，"赫依偏盛"会导致"睡眠不好"，并未断定"赫依偏盛"必然导致"睡眠不好"。如前所述，"赫依偏盛"只是"睡眠不好"的重要条件，它既不是充分的，也不是必要的。从这个意义上讲，论证2并没有满足可靠性标准的任何一条标准。

然而，在蒙医临床推理中，与论证1相比，论证2似乎更加可接受。究其根源，问题在于，蒙医临床推理是一种实践推理，而实践推理的最大特征是非单调性。演绎推理的基本特征是单调性。推理的单调性是指：一旦一个推理是有效的，不管添加什么前提，哪怕是添加矛盾的前提进入前提集之中，该推理仍然有效，即结论也是保真的。所谓推理的非单调性是指：一个推理虽然有效，但假如给前提集中添加一个前提，其结论的真值会发生改变。根据纽特的观点，"人类推理不是也不应当是单调的"。显然，纽特在这里所说的人类推理即是指实践推理。作为一种实践推理，蒙医临床推理毫无疑问是非单调的。蒙医临床推理中很好地体现了这种非单调性，因为它是通过把握病症、查明病因、实施治疗和疗效检验之后，假如病症并未减轻或消失，那就要重新回到第一个环节，再走一遍临床推理的过程。此外，我们还可以发现，在论证2中，其推理形式虽然无效，而且大前提的真实性也受到挑战，但看起来似乎比论证1更加可接受，其根源就在于蒙医临床推理是一种非单调推理。由于其前提集是开放的，其结论是可废止的，因此，要想驳倒这种推理，并非易事。让我们再来看一个特殊的例子。

论证3

大前提：发烧需要立刻降温。

小前提：患者发烧了。

结　论：因此，患者需要立刻降温。

这个例子中，前提均为真，结论也必然为真。为什么我们说前提为真，是因为在大家的直观印象和生活经验中，发烧需要立马降温、退烧，否则可能会对身体造成伤害。可是在蒙医中，温病是比较特殊的一种。温病是由血、希拉热偏盛引起的以发热为主要临床特征的一类疾病。这类疾病可分为普通热证和疫热证两大部分，并且根据其发病原因、发展变化的不同而分为很多类型。因它们在发展过程中具有温热性质的特点，所以总称为温病。它分为三个时期，分别为"未成熟期""成熟期"和"恢复期"。未成熟期因为其特殊性，必须等到成熟期才能进行降温，否则将会引发更严重的病症。再回到上面的例子，前提为真，结论却为假，所以此论证无效。那么，我们可以知道蒙医临床推理不完全是演绎的，无论是在正常情况或是特殊情况。

如我们所知，单调性是演绎逻辑的本质特征。要想用具有单调性的演绎逻辑，不管是亚氏三段论，还是命题逻辑或一阶谓词，来刻画具有非单调性的蒙医临床推理，这显然是不可能的。当然，这并不意味着演绎逻辑对蒙医临床推理毫无意义。事实上，从蒙医教学角度来讲，演绎逻辑肯定有其意义，因为那是一种分析工具。既然演绎逻辑方案走不通了，那么蒙医临床推理的逻辑辩护需要另辟蹊径。蒙医临床推理是一种医疗行为，而医学普遍被认为是一种经验科学。另一个相对可能的可能逻辑方案就是基于归纳逻辑的科学逻辑方案。归纳推理总是和经验证据密切相关，而演绎不是。从这个意义上讲，我们似乎有理由相信蒙医临床推理是归纳而不是演绎。归纳是从个别到一般的过程，它的前提是基于事实存在的，但结论却未必为真，也可能为假，我们可以说归纳推理的前提是其结论的必要条件。归纳推理的前提是经验性的，而结论是或然性的。它的优势在于判明因果联系，并以它作为推理的客观依据，加之一些实践手段，所以它的结论往往是可靠的，但却不是一定的。我们知道演绎推理是所有前提均为真，则结论一定为真。而归纳则是所有前提均为真，而结论可能为真。所以我们有理由相信蒙医临床更接近于归纳。因为归纳推理肯定不具有单调性，只不过，人们一般不说归纳推理具有非单调性。

## 二、科学逻辑方案

科学逻辑方案是一种基于归纳逻辑的方案，也许是演绎逻辑方案的一个不错的替代方案。要知道，科学逻辑方案并不完全排斥演绎逻辑方法，因为科学逻辑的基本推理方法是假说演绎法。科学逻辑方案是建立在整合了演绎逻辑路径与归纳逻辑路径基础上的，而科学逻辑产生于逻辑学的第一次转向——科学转向。逻辑学的发展经历了实践开端、科学转向、数学转向和实践回归四个阶段。

亚氏三段论逻辑与斯多亚命题是早期逻辑学的代表，也一度成为逻辑学界的权威方案，直到人们发现它在处理自然科学因果关系中的局限，才迎来了逻辑学的科学转向，这是逻辑学得以发展的根本原因。逻辑学的首次转向发生在文艺复兴后期，届时自然科学逐步兴起并迎来研究高潮，研究学者发现亚氏三段论逻辑不再能够支持因果推理方面的问题研究，这也使得逻辑学迎来了发展性的变革——科学转向，也被称为逻辑学史上的首次转向，归纳逻辑自此产生。1620 年，由培根编写的《新工具》成为了逻辑归纳诞生的重要标志。与此同时，培根为寻找研究自然科学的逻辑方法，将亚氏逻辑学与自身工作结合并进行对比研究。

根据对传统逻辑的理解，归纳推理是从相关性的个别前提推出一般性结论的推理。但在我们目前的发展情况看来，传统逻辑中的归纳推理的范围实在是太狭窄了。一般来说，归纳推理中包含了各种或然性推理，就是指在日常生活中的普遍思维和科学研究中经常使用的，为科学所承认的或然性推理。从 17 世纪开始，古典归纳逻辑理论慢慢被人们所关注。一般情况下，演绎方法被认为来源于欧洲，尤其是作为数学推理中典型代表的演绎逻辑，是以欧洲哲学家的唯理论派为基础的逻辑方法。它的代表人物是笛卡儿、斯宾诺莎和莱布尼茨。而归纳方法是以英国为主的经验论派的哲学家发展起来的，包括了经验自然科学中使用的推理和方法。它的代表人物是培根、洛克、休谟、穆勒等。假说演绎法、枚举归纳法、排除归纳法和类比法组成了古典归纳逻辑。在古典归纳逻辑学家的惯性认知中，归纳是对一般性命题的分析、辩证和总结。特别在对自然性命题的探寻和总结中，因果规律至关重要。学者们坚信归纳法的严谨和可靠，也信任由其得出的结论。但英国哲学家休谟持有不同意见，他对归纳推理的合理性和严谨性保持怀疑。他提出一个问题：归纳推理过程的基础是什么？休谟认为逻辑推理不能用来解释这个问题。因为推理方式要与过程保持一致性，因此，不是演绎推理的过程不能通过演绎推理方法证明其合理性。或然性推理的运用会导致论证过程的无限循环。在逻辑史上，休谟提出的问题被称之为"归纳问题"或者"休谟问题"，这也是哲学史上一个著名的难题。古典概率论产生于 17 世纪中叶，并自此发展流行。古典概率论最初是对相关赌博活动的研究，但是在发展进程中逐渐在人口学、保险行业、自然科学等众多学科或领域中得到了越来越广泛的应用。于是很自然地产生一种想法：用概率论来研究归纳推理。

现代归纳逻辑诞生于 1921 年，是基于概率理论与归纳逻辑的结合性发现，是由英国著名的经济学家凯恩斯发现并建立首个的概率逻辑系统。现代归纳逻辑与古典归纳逻辑区别较大，具体表现为以下几点：**首先，将概率概念引入归纳逻辑中。** 现代归纳逻辑是通过结合概率理论和统计理论，并在此基础上进行的研究活动。**其次，归纳逻辑不再被视为发现和证明普遍性命题的活动，而是检验假说的活动，这里的普遍性命题是指一般性的规律或定律。** 在现代归纳逻辑的认知范围中，无限全称命题的证明只能够实现部分确认，而不能够实现完全证明。由此可见，归纳法的实质是对假设命题的接受程度的检验。**最后，数理逻辑的方法对归纳逻辑的研究有很大的影响，公理化形式化的方法被引入到归纳逻辑的研究，出现了许多不同类型的归纳逻辑理论系统。** 概率逻辑是现代归纳逻辑的主要支撑。而在运用现代归纳逻辑进行命题研究时，学者们一般采用概率论、一阶逻辑或数理统计等数理逻辑作为辅助方法对归纳推理进行研究，最终形成以公理、形式、数量为主要形式的论证结果。基于对"概率"的不同定义，概率逻辑由贝叶斯派、主观贝叶斯派和经验主义学派等不同学派组成。

## （一）弥尔方法

培根（Francis Bacon，1561—1626）是归纳逻辑的奠基人。培根认为逻辑学应该具备对自然的解释能力，因此，他决心改造逻辑学，创造科学逻辑方法。以"本质和具有表""差异表"和"比较表"为代表的"三表法"是培根之于归纳逻辑的巨大贡献。培根三表法后来被弥尔（John Mill，1806—1873）发展成为"求因果联系的五种方法"，又称为"弥尔五法"。他与培根并称为近代逻辑史上贡献巨大、代表性最强的欧洲典型，他是逻辑史上归纳逻辑之集大成者，他与他的前辈不同，他不贬低以至摒弃演绎逻辑。他在 1843 年发表的名著《演绎及归纳的逻辑学体系》又译为《逻辑体系》中全面提出其著名的"弥尔五法"，讨论了与归纳相关的概率问题，而且对演绎推理也进行了全面的评述，他的主要逻辑思想体现在上述书中。他对于归纳法的总结和延伸强化了归纳法在逻辑学的重要性，是对归纳法内容的扩充。但他对归纳法的态度有时是矛盾的，一方面，他会从实用性上强调归纳法的作用，认为归纳法是获得一切知识的通用手法；另一方面，他提出归纳法的不适用性，比如，在因果关系的分析中就不适用。接下来让我们来看看弥尔方法在蒙医临床推理中的应用。弥尔方法是当代逻辑学教学中的重要内容，其主要构成有契合法、差异法、契合差异并用法、共变法和剩余法五种方法。

## 1. 契合法

契合法是指研究者通过对若干组按照时间的前后顺序相继出现的现象或者事实进行实证归纳和对比分析，发现在以上所描述的现象或者事实中因子 P 只要出现在先前的现象或事实中，那么因子 p 就必然在接下来的伴随现象中出现，并且每一组的现象和事实中都具有因子 P 与因子 p 相继出现的特点，从而证明因子 P 与因子 p 之间存在因果对应关系或者说是协变关系。具体证明方法如表 3-1 所示：

表 3-1　契合法证明方法

| 实例 | 先前事项 | 继随事项 |
| --- | --- | --- |
| 第一对 | $P$, $Q$, $M$, | $p$, $q$, $m$, |
| 第二对 | $P$, $Q$, $N$, | $p$, $q$, $n$, |
| 第三对 | $P$, $N$, $O$, | $p$, $n$, $o$, |
| ⋮ | | |
| 第 $n$ 对 | $P$, …… | $p$, …… |

所以，因子 P 与因子 p 之间有因果对应关系或协变关系。

这是一种非常典型的实证主义的方法，在现代西方比较史学中的应用也特别广泛。这种方法也非常适用于蒙医临床推理把握病症和查明病因，通过对多组相继出现的蒙医临床上的病症进行实证归纳和对比分析，找到与之有因果对应关系的病因，这种方法对蒙医临床诊断很有帮助。

## 2. 差异法

差异法是指求异法，意思是如果被研究现象或者事实在第一种情况或情境下出现，但是却没有在第二种情况或情境下出现；并且在两种情况中仅有一个现象或者事实是不相同的，这一事实在第一种情况中出现而在第二种情况中不出现。通过以上分析可以得出这样的结论：只要通过比较两种情境或场合，找出唯一介入后造成改变的原因，那么这个原因就是造成这种现象的起因。为了便于理解，我们可以用以下例子来说明：分别把两只老鼠放入两只玻璃罩内，一只玻璃罩内有空气，一只抽空了空气，观察老鼠的不同变化，发现没有空气的那只玻璃罩内的老鼠过一会就会死亡。老鼠、玻璃罩都是相同的，不同之处在于只是一个有空气，一个没有空气。于是得出结论：没有空气是老鼠死亡的原因。差异法可用公式见表 3-2。

表 3-2　差异法可用公式

| 场合 | 先行（或后行）情况 | 被研究现象 |
|---|---|---|
| （1） | $P. Q. M$ | $p$ |
| （2） | 一. $Q. M$ | 一 |

这里，$P$ 是 $p$ 的原因或者说是结果。

差异法在科学研究中应用很广。由于运用差异法时有正反两个场合，并且两个场合中唯有一个现象或者事实不同，它比求同法有较大的可靠性。应用这种方法要注意在这两种情况或者情境中有无其他差异的现象或事实，当然还得观察造成研究对象改变的唯一不同之原因是不是造成这现象的所有原因，还是只是原因中的一部分，还有没有其他原因的介入。这种情况可能是在蒙医临床推理中运用的最多的一种方法，后面我们会用具体的蒙医临床病例进行分析和研究。

### 3. 契合差异并用法

契合差异并用法又名求同求异并用法，这也是探求现象或事实间因果联系的一种方法。如果在被研究现象或事实的因子 a 出现的各个场合中，都有一个共同情况 A，而在被研究现象 a 不出现的各个情况，都没有这个共同情况 A，那么这个情况 A 与被研究现象 a 之间就有因果联系。契合差异并用法具有如下的形式：

场合相关情况被研究现象

正事例Ⅰ $A、B、C\,a$

正事例Ⅱ $A、D、E\,a$

正事例Ⅲ $A、F, G\,a$

……

反事例Ⅰ-、$B、D$ -

反事例Ⅱ-、$F、E$ -

反事例Ⅲ-、$C、G$ -

……

所以，$A$ 是 $a$ 的原因。

契合差异并用法应该说是把契合法和差异法结合在一起运用，判断原因和因果联系时得出的原因（或结果）要优于单独用契合法和差异法所得出的结论，但是想要确认得出的结论是绝对正确的也还是不行。那么如何运用契合差异并用法呢？其实要抓住两个方法的关键点一步步来做。可以用契合法把某一共同情况寻找出来，当然要注意比较被研究对象出现的这些情境。再用差异法找出造成两个现象不同的介入原因（或产生的结果），也需要比较在不同的情境中被研究对象是否出现。

### 4. 共变法

在研究一件事件的发生或一种现象出现的前后因果联系时还会用的一种方法是共变法。假如在若干发生变化的场所，被研究的对象会随着某一种情况而发生变化，那么可以找到的原因就是随着一同变化的这一种情况。举例说明：水银在同样的温度下，温度计中的水银柱是没有变化的，可是当天气热或者天气冷时，水银柱会随着发生变化，那么就可以找出水银柱变化的原因，即气温变化所造成。共变法的结构式如下：

| 场合 | 相关情况 | 被研究对象 |
|---|---|---|
| （1） | $A1\,B\,C$ | $a1$ |
| （2） | $A2\,B\,C$ | $a2$ |
| （3） | $A3\,B\,C$ | $a3$ |

所以，A 是 a 的原因。

当然，我们想要正确地运用共变法，那就必须注意以下两种因素：首先是分析现象或事实（结果）存在的若干情境，确定这些情境中结果都发生了程度上的变化；接下来是分析之前情境中的变化了的现象或事实和没有变化的现象或事实，确定是否只有一个现象或事实发生了程度上的变化。在上述的日常生活中的物理现象中，温度的变化影响了水银的体积变化，也就是温度的升降导致了水银的量变。当然，前提条件是我们已经确定了再无其他的事实变化对水银柱产生影响。共变法不仅可以帮助人们一般地认识所研究的现象或事实与某一情况的因果关系，而且可以使人们从量的相关性上精确地把握这一因果关系。还可以应用于那些联系紧密无法分离的诸现象之间，比求同法、求异法的应用范围更广。但是，共变法的结论一般也是或然性的。

### 5. 剩余法

剩余法也是判明现象间因果联系的一种方法。剩余法的基本规则是：从一个现象中除去通过先前归纳法已知为某些前件（可理解为被研究的某些复杂现象的一部分）结果的那些部分，该现象的剩余部分便是其余那些前件的结果。剩余法的推理形式如下：

> 被研究的复杂现象：a、b、c、d
> 现象的复杂原因：A、B、C、D
> 已知B是b的原因，
> C是c的原因，
> D是d的原因，
> 所以，A是a的原因。

　　虽然剩余法在运用过程中在了解事物的性质、条件以及关联性方面更具体、详细，比如可以通过具体推理分析把未知性质、条件、因素、事物等等的存在都挖掘出来，但是运用这种方法是有一定条件的，它绝对不可能在研究事物因果关系的开始部分就运用，它是建立在前面的结论原因基础上的，所以运用剩余法要满足以下条件：①前提的真实性、可靠性。假如前提部分的假设就是不可靠的，那么就不必再走弯路去用剩余法，因为大费周折后的结论也是错误的。②结论的有保证性、确定性。在研究复杂的因果关系时才会用剩余法，但是用剩余法时一定要有一个确定的、有保证的推理的结论作为基础，也就是要有已归纳出的原因和结论因素做基础，然后在此基础上去研究、计算、设计，去除那些已研究出结果的部分后才可以发现这些未知的因果关系。

　　弥尔方法是医学中查明病因的一种重要的逻辑方法，在蒙医临床推理中，笔者觉得契合法、差异法和契合差异法使用的更多。

　　例如，蒙医有一种历史悠久的疗法——"哈那忽"疗法。"哈那忽"（蒙古语，放血的意思）疗法是蒙医重要传统外治疗法之一，最适宜治疗"热症"，尤其是"血症"。它是适当放出恶血及病血而治疗疾病，其起源甚至可以追溯到史前文化时期，并且在历史各个时期得到发展。而这种疗法的起源有一个很有趣的传说：在史前时期，有一位古代蒙古族人，他因为自然环境、饮食习惯等因素，体内的恶血引发了疾病，感觉头总是昏昏沉沉。有一天，他去山上打猎，在过程中他不小心被一截枯树枝绊倒了，他的头部撞击到一块石头，流了很多血。回去后发现，头昏沉的症状得到了明显的缓解。在这个传说中，这位蒙古族先祖的自然环境、生活条件和饮食习惯都没有改变，只有头部受撞击后的创伤性出血是与先前不一样的，所以和头部昏昏沉沉的症状得到缓解有联系的只有出血。所以后人以此传说为出发点进行深入的研究，并最终产生了"哈那忽"疗法。这就是弥尔方法的一种体现。当然我们现在知道了，"血症（由恶血或者病血引发的疾病）"这种原因，导致了头昏昏沉沉的结果；放血这种方法，治愈了血症这种病因，所以昏昏沉沉的病症被消除。

　　我们再来看看，在内蒙古自治区牧区有这样一种地方病，这种病症表现为长期发热、多汗、关节肿痛等。对一部分患者来说，其临床表现甚至仅仅为关节肿痛或发热。这种病在内蒙古自治区被称之为"赫如胡病"，由赫如胡黏虫所引起的一种热性传染病，现代医学称之"布鲁菌病"。因为这种病的临床表现往往较为单一，故经常出现误诊。这里有一件采自内蒙古医科大学附属医院蒙医科的真实病例。

2016年10月13日，有位患者前来就诊，她的临床表现为发热和关节肿痛。刚开始被误诊为"黄水病"，经治疗并无明显好转。经过进一步询问病情得知，该患者与其丈夫在锡林郭勒盟东乌珠穆沁旗亲属家住过一个月，回来后不久就出现了病症，而其丈夫并没有。再次询问得知，其与丈夫在当地绝大部分生活条件、环境与饮食基本相似，唯一不同的是她按当地习惯每天喝了亲属家现挤的牛奶，而她丈夫却因喜好问题没有喝。由此想到了布鲁菌病可能是人畜共患病，人类主要通过直接接触动物和或是它们的分泌物、奶和奶制品而感染。找到了病因，所以患者就被很快治愈了。在这里，医师查明病因就是通过差异法找到了病因，自然可以基于这种因果关系去治愈。这位患者喝牛奶的行为引发了布鲁菌病这种病因，产生了发热和关节肿痛这些病症，我们只需对症下药，就可药到病除。

弥尔有一种说法是："简单枚举法的不确定性是与概括的广度成反比例关系的。这一过程是迷惑的和不充分的程度正比于观察对象在范围上的特定性和有限性。随着广度的增加，这种不确定性的方法就会减少带来的误导；对于最普遍的那类真理，如因果律、数学原则和几何原则等，只需这种方法就可提供适当的和令人满意的实证，而不需要任何其他证明。"然而，弥尔的这一说法即"简单枚举法的不确定性是与概括的广度成反比例关系的"似乎只是他自己的一厢情愿。实际与理论的情况相反，一般情况下则表明，正比例关系，存在于具有广度特征的概括与具有不确定特征的简单枚举法。如在一个论断，乌鸦都是黑的，第一个的区域限定为全世界，而后一个限定则为中国，再进行对比来看，可以明显地看出，第一个有着更广的范围，而随之它的不确定性也在增加，或者说，更容易被证伪，因为我们只需在如此大的范围内找到一个反例即可。对此，另外一个回答也在弥尔的一句话中引出，大意是：一个事例，只需要证明其真假，而事例中的对象，是一个拥有广泛定义的，对于时间空间都没有存在限定，那么"真"是它一直以来的一个状态，所以任何引用事例的排列组合都不需要提供给这个对象，除非这个排列出现在所有的时间和地点；除了实际中它从来未出现过，任何它的对抗者都无法击败它，这时这个就变成了经验律。共存经验是来自所有人类的。自然律和经验律之间的区别，也是在这个原因而消失。究其这句话的本来意思，可以理解为一个概括广泛存在的普遍因果律，经验对于它来说，既不可以证明它也不可以证伪它，但人们的经验却离不开它，因此它与人类经验是共存的，因而是可靠的。这种本质就是共识和生活的经验来自于人们日常生活中的，被称为人类经验，其基本思想与对归纳原则辩护的罗素所说的类似。

但是，它们两者之间有一个最为关键的区别是：弥尔提出普遍因果律是一种全称命题，对人类社会当中所发生的现象进行总结，然而罗素提出的归纳原则并非表示某一种现象肯定会在生活当中出现，只是有一定的概率会出现。归纳原则从经验来看不能被证明，但也无法被证伪。所不一样的是，弥尔所说的普遍因果律从逻辑上来看，尽管无法在经验上验证它是正确的，然而可以被经验证伪，只要找到一个反例即可证伪。这样的话，弥尔是有什么证据说普遍因果律无法被经验证伪呢？在另一段话中我们可以找到这个说法的依据，另一段话指出："在因果律上，我们不仅找不到反例，而且那些有一定限制且与特殊规律相悖的反例与普遍规律之间存在矛盾，所以无法在这些矛盾的基础上对普遍规律进行验证；在以开放的姿态接受观察的场合，我们可以发现不同的结果，在普遍规律中所推理出来的原因并不存在，在通常事例当中无法追寻到的原因却也不存在。"从这一方面来看，弥尔认为普遍因果律是一个全称命题，也就是对于任何现象，至少有一先行现象是它的原因。尽管你在某一个时刻或者某一地点发现了一个反例，但是在将来的某一时刻或者某一地点也有可能找到一个正例证明其真实性，所以对于原因的找寻是一直进行的，不存在一个时间点可以认为找不到现象的原因，特殊规律无法突破时空限制，所以被经验证伪；但是普遍因果律却有所区别，它上存在时空限制，因此无法采用常规手段对其经验证伪。

所以，当我们使用弥尔方法的时候，必须满足下面几个条件。

第一，我们要从首先发生的现象或已知事实中去寻找原因，然后在上面的先行事实之后所产生的现象中去寻找结果，这是根据先因后果律所得到的；第二，把那些不与研究现象和事实同步变化的原因排除掉，因为因果之间是应该有共同变化因素，根据因果共变律可以对原因和结果进行筛选；第三，把最后唯一留下的现象看作是产生研究现象的原因或者是研究现象的最后结果，这个理论的依据同样是普遍因果律；第四，在多个现象中进行筛选，选出有限个符合变化情况的原因和结果，而筛选方法采用的是恒常汇合规则。前三个方法具有一定的普遍性和必然性；而最后一个与前三个区别较大，它有一定的经验性，该方法不具有必然性和或然性，结果具有不确定性。用通俗的语言来说就是，采用这种方法真正的原因或结果可能早早就被排除了，不在候选范围之内。实际操作当中，最后一个是最先采用的方法，可以奠定前三个的基础。但是此基础有经验性，并非确定的，因此弥尔的归纳法本质上来说具有或然性。在或然性的基础上，前三个方法就是严谨的，所以弥尔把这五种方法整理在一起，统一称为"科学归纳法"。因为第一个存在不够严谨、不确定的不足之处，因此弥尔在这方面有一个重要的说法，他认为科学归纳法需要将首先进行的、自发的归纳法作为基础。具体一点说："我们知道归纳法的比较科学的相关表述都是对一批归纳法在整体层面上进行概括，这是必然的一种情况。而后者是人们在非科学的实践中已经做出来的；它具有特定的目的，通过这种方法确定何种齐一性存在完全恒定的情况，在整个自然界都存在，因此齐一性发现时的情况会根据时间、地点而产生变化。"弥尔指出这五种方法当中差异法具有较高的可靠性，有时候概率接近于必然发生。他认为很少能保证某一个现象是唯一存在的，因为事物具有不确定性。这种不确定性是因为我们对事物没有完全的认知，但是不确定性的存在并不会对结论造成太大的影响，结论的确定性情况与结论没有太大的关系，不会互相发生作用。在直接使用经验进行分析的时候，使用差异法可以保证一定的概率找到原因。需要认识到的是，差异法的确定性较其他排除法相对高，这是正确的，至少在蒙医临床的案例中差异法的使用频率远远要高于其他的那几种方法，而且结论往往是正确的。然而弥尔高估了差异法中的确定性，将它的确定性提高到与演绎推理的确定性一个层次，这显然会出现一定的问题。常理上来说，采用弥尔方法的前提条件是在很多事先发生的现象或事后现象之后做出的有限个选择，从而确定研究范围，这就使得存在不确定性的候选原因或者候选结果被我们挑入有限集中，差异法也存在类似情况。弥尔关注到了这一现象，但是他又忽略了这一因素的影响，因此他高估了差异法。

虽然弥尔方法有自己的一些限制性，但是在查明病因阶段确有着自己的特点。并且它作为归纳逻辑的一种方法，我们也要看看归纳的特性。前文也提到归纳的结论往往是可靠的，但是也很容易忽略了一点，即结论是可靠的，却不是一定。这里的不确定性让我们看到归纳也有它的局限性，那就是它只对单一的、简明的因果关系起作用。而医疗行为中经常会伴随着多种多样的并发症，那它的因果关系往往是复合的、多向的，经常会有一因多果或者多因多果的情况存在，这显然超出了归纳的范围。而且归纳推理是一种或然性推理，无论怎样，在运用归纳推理时，根本不可能对过去的一切进行完全归纳，总是会存在没有办法归纳的因素，尤其是根据史料记载的。因为我们知道，现如今能查到的蒙医古文文献已非常有限，很多疗法根本不能进行完全归纳，所以结论并不是一定可靠。这样我们可以知道蒙医临床推理的类型也不完全是归纳的。

### （二）假说演绎法

假说的提出应该是一件需要慎重思考的事情，例如在临床医学领域，老师们通常会告诉他们的学生必须先完成全面细致的资料信息搜集工作，在充分整理分析资料的基础上，才能提出诊断假说。威德也曾在 1773 年左右阐述了他的观点：只有在汇总了全面详尽的资料后才能开始假说的提出。这基本上是培根归纳法在临床上比较早期的应用。当然，孟德尔的豌豆杂交实验还要早得多，因为与本文关系不大，所以这里暂且不表。

让我们先来看看恩格斯下面这段话："只要自然科学在思维着，它的发展形式就是假说。一个新的事实被观察到，它使得过去用来说明和它同类的事实的方式不中用了。从这一瞬间起，就需要新的说明方式了——它最初仅仅以有限数量的事实和观察为基础。进一步的观察材料，会使这些假说纯化，取消一些，修正一些，直到最后纯粹地构成定律。"撇开逻辑思维在归纳法的研究中存在的难题，恩格斯的这段话可以帮助我们在如何加快诊断的进程这一问题上理清思路。我们到底是先提出假说让它在资料或信息的审视中不断完善更好还是先收集系统的资料再在这一基础上提出假说更好？再者，到底收集了多少资料才算是"全面"是不明确的，而且是否能够收集到所有的资料和信息也是不一定的，但并不是说归纳没有用。摩尔根也曾提出一种观点是鼓励推测，鼓励通过提出假说来收集资料。这基本上是假说演绎法在医学中的应用。他认为这种方法是临床诊断推理的基石。这种方法是主张医师在医疗过程中应该尽可能早地提出假说，从假说演绎出一种预见，然后通过仔细的观察和临床的检验，最后对所提出的假说做出评价。其实就是根据患者的检查结果来评价假说，这才是归纳逻辑发挥作用的地方。

假说演绎法也是蒙医临床推理可利用的一种逻辑方法。与其他临床推理一样，蒙医临床推理并不拒斥演绎逻辑方法。然而，把演绎方法与归纳方法整合起来处理临床推理，或许是一种更为可靠的方法，而这种方法就被称为"假说演绎法"。它其实就是指在观察和分析基础上提出问题以后，通过推理和想象提出解释问题的假说，根据假说进行演绎推理，再通过实验检验演绎推理的结论。它也是科学逻辑的基本逻辑方法。利用这种方法，邱仁宗曾提出一种临床推理的逻辑，他称之为"诊断假说论"。诊断假说论包括诊断假说的提出和评价两个环节，不仅要用到归纳推理中的类比推理和回溯推理，还要用到演绎推理。邱仁宗认为医师从接触患者时便已经开始了临床推理，接触患者即是得到线索的一个阶段，这一推理过程还包括假说的提出、对线索和问题进行解释以及对假说结论综合评价分析的其他三个阶段，到患者确诊时推理过程才算结束。在他看来这样的推理过程类似于计算机诊断程序的建模，其推理机制就是"诊断假说论"。

**第一阶段：获得线索，即收集资料（证据、表现）**

这个阶段主要是收集尽可能多的资料，这些资料包括患者的基本信息、检查结果、影像资料、所处环境的影响等等。其实蒙医临床推理把握病症的阶段也是收集整合三诊所汇集起来的信息和资料。没有这些基础，就无法查明病因，也无法提出假说。因此收集信息，并且要不断收集信息，使资料不断完善，这对于医师下一步去提出假说是十分重要的，也是能够准确查明病因的前提条件。笔者相信任何医学都会特别重视这个基础步骤。

**第二阶段：提出假说**

假说是探索真理的向导，是通向科学理论的桥梁。临床医师诊断疾病的过程与一般科研过程非常相似，都是针对所需解决的课题，通过实验获及资料，在分析这些资料的基础上，提出一个假说来说明已知事实，推测未知事实，制订正确的措施与方法达到目的。

任何真理都不是一次完成的，任何理论都要经历一个循环往复的检验过程。凡是尚未经过实践验证的理论构想，都只能是假说。假说的被修正、被检验的过程就是理论的发展过程。诊断疾病是临床医师提出假说和检验、发展假说的过程。在医学诊断上，这样的结论是有迹可循的，临床专业的学生一般会在一开始接触到患者就提出一个初步判断，即提出一个假说，然后下一步的研究工作就是对自己假说的验证。调查发现，无论是蒙医专家还是蒙医临床专业的大学生，他们在第一眼看到患者时，就在大脑中做出了一个初步假说，然后通过双方交流，再针对性地对其他信息进行尽量全面的收集，随着信息的不断完善，又不断提出新假说。比如有一些医师在看到前来就诊的女性患者皮肤粗糙，面色暗黄时，会首先想到这位患者很有可能是赫依缺失方面的疾病，然后再针对性地对其他信息进行尽量全面的收集，再不断提出假说。虽然这种说法显然与传统的临床教育相违背，但得出这个结论与科学哲学关于方法论的研究成果是一致的。自从科学设法越过宏观层次，探索宏观现象的潜在原因，传统的归纳法就不行了。对于微观原因的探索必须依靠假说。临床病情的研究实际如同微观世界的科学研究，就是不仅要及早做出假说的判断，而且要提出多种假说，这有利于医师及早判断病情。患者千差万别，医师面对一个新患者，要回答的第一个问题是："这个患者有什么疾病？"，尽快提出正确的假说就能越早缩小解决问题的空间，最短时间内把"这个患者有什么病"的问题变成"这个患者有疾病 P，还是 Q，还是 R?"，这样的假说就使问题的解决有了明确的目标和方向。

　　医师只有掌握更多的知识和拥有更多的经验，才能具备一种尽快提出比较准确假说的心理机制。在看到千差万别的患者时，不是漫无目的地浮想联翩，而是迅速根据自己的丰富经验和目前所掌握的资料形成较为科学的联想，提出比较合理的一系列假说，再将这些假说进行对比和分析；或者是从一种假说联想到另一种或更多的假说，在较短时间内找到相对接近于真相，甚至就是真相的真实的病因。由于这是个心理应急判断过程，所以临床专家在看到患者时，他们往往很快就会本能地做出判断，也会很早地、轻易地提出自己的假说。一般情况下一开始提出的假说，其判断失误的可能性大一些。例如刚毕业的临床大学生，他们的临床经验少，本身知识比较匮乏，如果再对患者病情的资料分析不足，他们提出的假说失真成分就会偏大，甚至这种假说可能偏离了正确的思维轨迹。如果让他们对患者是有疾病 P，还是疾病 Q，还是疾病 R 做出判断时，患者真正的病因可能是 X。这不仅影响对患者资料的收集，而且会延误病情的治疗。但这样的假说可以通过及时地修正、排除的过程得到纠正，因为一个病情至少要同时考虑二三种假说。每一个信息应该对照所有的假说来评价，每当提出一个新的假说时以前收集的信息应重新审查。主要目的是为正确的假说让路。

　　**第三阶段：解释线索，是根据假说来评价线索**

　　在假说中使用演绎推理的方法，归纳出属于解释性的或者预测性的推断，再判断这些推断是否与推断提出前收集获取的资料相容，这是第三阶段的工作。在判断的过程中就可以淘汰一些不成立的假说，因为对于特定的假说而言，整理出来的所有线索中有的是与之相容的，称为阳性线索，有的线索与之不相容，即阴性线索，还是一些既不属于相容也不能概括为不相容的中性线索。值得注意的是，由统计学的原理出发，能否正确地对线索做出解释，与是否取得了完整的资料数目无关，而在于是否精准地做出了诊断结论。由于有些医师会有不愿意轻易抛弃原有假说的心理倾向，导致中性线索与阳性或阴性线索的错误解释。阴性和中性的信息虽然与假说是不相容的，但基本记住这些信息的内容还是有必要的。

### 第四阶段：评价假说

在不同的假说之间做出选择是该环节的主要目的。这种评价可按如下逻辑原则进行：①当存在阴性线索时，只有在该线索被明确证明是假说的必要依据时才能对假说进行否定，另外还可在只存在一种疾病的情况下进行否定假说。反之，如果存在多于一种的疾病或该线索不是假说的必要佐证，则只能降低假说的可能性。②当存在阳性线索时，要对假说进行肯定的条件是该线索为特定病症的线索，反之，这些阳性线索只能提高假说的可能性。由此可见，逻辑关系在假说与线索中的表现不仅可以是反向的，也可以是正向的。科学哲学理论研究对假说选择的两条规则给予肯定：①选择在所有线索中，阳性数量与阴性数量的差值最高的假说。②对于拥有最多数量阳性线索的假说可以选择。据研究发现，这两条规则也是临床医师在选择假说时普遍遵循的。评价假说的过程中，我们会用到淘汰的方法，帮助我们淘汰不精确的假说，留下准确性高的假说。淘汰是演绎推理中的一种形式，举例说明：设 P 则 q，非 q，所以非 P。在评价中单纯依靠演绎推理的方法是不完善的，此时就需要用到归纳推理的方法，上述规则中选择阳性线索多的假说即是一种归纳思想的体现。假说的可靠性与准确性在一定程度上与它的归纳支持度正向相关。临床推理应该包含把握相关的病症、查明真实的病因、实施相应的治疗和检验治疗的效果四个重要环节，邱仁宗在其临床推理研究中表现了他对临床推理其中两个环节的重视，即把握病症的环节和查明病因的环节。这两个环节，也就是医师获取线索、提出假说、解释线索和最终评价假说的四个阶段。

在邱仁宗的临床诊断推理研究中他对两种推理模型进行了基本概括：一是培根归纳法模型；二是假说演绎法模型。邱仁宗的临床推理研究为医学逻辑研究的发展提供了助力，他系统地、有机地将归纳法、演绎法和回溯结合在一起，这种结合也有助于我们对蒙医的临床推理模式进行研究。然而，在临床推理中，病症具有不确定性。这种不确定性决定了把握病症并非易事。有时，可能把病症把握错了，此时错误的病因结论就有可能是因为对病症的错误把握而导致的。

对下述几点事项的多加关注，就有可能帮助我们更可靠地得出结论。

（1）假说的可靠程度很大部分由能够对解释进行演绎的事实的数量决定，且为正向的相关性。

（2）前提中从假说能够演绎出关于未知事实的预测越多，并且后来都被证实，则结论（假说）的可靠性就越大，其概率就越高。

（3）假说的可靠性程度还和前提中用来对假说进行佐证的事实材料的严格程度相关，经验事实越严谨，结论就越可靠。

（4）假说的可靠性还有降低甚至被推翻的可能，这种情况在评价检验假说中，实验结果与在前提中的演绎推理出的解释或者预测不一致时会有发生。

可是，假说演绎方案有两个致命弱点：其一，假说演绎法实际上仅仅停留在蒙医临床推理的第一、二两个环节。如何刻画蒙医临床推理的第三、四两个环节，这已经超越了假说演绎方案的范围。其二，假说演绎方案把推理处理为一种静态的独白式的单调推理，而蒙医临床推理本身是一种主体性的、动态性的、互动式的非单调推理。为了恰当刻画蒙医临床推理的主体性、动态性、互动性与非单调性，我们可能需要另寻逻辑方案。

# 第三节　非形式逻辑方案

传统逻辑方案的失败是由于自身的局限性所致，无法或者说无法完全满足蒙医临床推理的特性。虽然传统逻辑方案只能解决蒙医临床推理的一部分，但是却为接下来非形式逻辑方案的提出做好了铺垫。本节通过对回溯推理方案的研究发现，这并不是蒙医临床推理最好的类型，继而提出了协同推理方案，这是最接近蒙医临床推理类型的方案。

## 一、传统方案的局限性

研究蒙医临床推理之所以要提出非形式逻辑方案，我们有三点理由。

其一，演绎逻辑方案完全抛开了推理的语用要素，仅从逻辑语义与逻辑语形维度来分析评价论证，使得研究无视作为一种实践推理的蒙医临床推理之主体性、动态性、互动性、非单调性等特征。

其二，科学逻辑的方案只关注到了蒙医临床推理第一、二两个环节。在诊断假说论中，病因是推理的结论，而推理的前提是病症和病理。换言之，病症是起点，病因是终点。因此，作为诊断假说论来讲，只需要走到临床推理的第二个环节即可。然而，在我们的临床推理模式中，病症是起点，而病症的消除是终点。

第三，与其他临床推理一样，蒙医临床推理需要把出错的风险降到最低。在自然科学研究中，我们可能通过大量的试错实验来获得最佳解释，对于时限没有严格要求，出错的风险较低，大不了就是科学经费投资失败。诊断假说方案的好处是可以不断试错，但坏处是可能贻误了最佳治疗阶段。对于临床推理来讲，必须把出错的风险减到最低，毕竟临床推理失败可能会导致威胁人的生命。如果说回溯推理是一种最佳解释推理的话，那么临床推理应当被认为是一种最小风险推理。要想把临床推理风险降到最小，近年来在非形式逻辑领域热衷讨论的两种理论就派得上用场了。

## 二、回溯推理方案

美国哲学家皮尔士将回溯推理引入了现代逻辑，并把它作为归纳和演绎之后的第三种推理类型。而且现在回溯推理在多个领域的应用越来越普遍，也越来越受到人们的重视，例如法律、刑侦、计算机领域等。回溯推理的模式出现的时间很早，甚至可以说在古希腊的时候，亚里士多德就提出了类似的原理。他在《前分析篇》中提出了"还原的推理模式"，现在可以被看作是回溯推理的最早的一种说法。目前我们所应用的回溯推理，都是以皮尔士的研究理论为基础。回溯推理在哲学研究中被广泛应用，并且开始的时间很早，具有很长的发展历史。因此，有多种定义和分类的回溯。有些人认为它是一种归纳推理，而有些认为它是一种演绎推理，还有人认为它是归纳和演绎的混合或者说是继归纳与演绎之后的第三种逻辑类型。皮尔士尽量对演绎推理、归纳推理和回溯推理进行了区分，他认为所有形式的三段论都可以归结为芭芭拉假设三段论，并再次用三段论的方式，通过"规则""情形""结果"将演绎推理、归纳推理和回溯推理进行了比较。

演绎推理：

　　规则——这个袋子里所有的豆子都是白色的

　　情形——这些豆子来自这个袋子

　　结果——这些豆子是白色的

归纳推理：

　　情形——这些豆子来自这个袋子

　　结果——这些豆子是白色的

　　规则——这个袋子里所有的豆子都是白色的

回溯推理：

　　规则——这个袋子所有的豆子都是白色的

　　结果——这些豆子是白色的

　　情形——这些豆子来自这个袋子

在皮尔士看来，回溯推理在一定程度上可以说就是一种假设，要构成一个回溯推理就要有"可解释事实"的存在，这也是区分演绎推理、归纳推理和回溯推理的重要标准，但是这三种形式之间也存在着一定的联系。回溯推理是开端，介绍简单情况，演绎推理通过回溯推理来得出答案，归纳推理则是对结果进行评估。

皮尔士把回溯当成一个已知规则来解释一个观察的推理。举个例子来说明，一个已知规则（常识）就是如果天下雨，那么地面是湿的。所以要解释地面是湿的这一事实，可以说是天下雨了；如果没有考虑到解释其观察到现象的其他规则，那回溯可能会导致错误的结论。例如，如果洒水器在附近，那么地面也可能会湿。皮尔士一直把它描述为一种推断，它通过在一个解释中得到一个假设。即回溯推理是一种通过形成解释所给定的一组事实或数据的合理假设过程的推断或猜测。回溯推理的基本推理模式是：

前提一：已观察到惊讶事件 C，

前提二：但假如 A 为真，那么 C 就理所当然为真，

结　　论：因此，有某个理由猜测 A 为真。

充分条件假言推理的一种形式，"如果 A，那么 C，C，因此，A"，这是肯定后件式，以此来看，回溯推理与其存在着很大的相似之处。如果我们只从逻辑和形式方面来看，不考虑其他的方面，包括推理的内容，这个推理显然就是错误的。但是皮尔士认为这种推理也是科学推理的一种，而且结论也有可能是错误的。因为有的结论是推测，所以皮尔士把这种推理称为"回溯推理"。回溯推理不属于演绎推理，因为回溯推理的结论不一定是正确的，也有可能是错误的。而且回溯推理与归纳推理也有很大的不同，尤其是弥尔方法。但是，结合起来看，回溯推理又同时具有归纳推理和演绎推理的特征。它的公式一般表示为：

P　　（观察到的现象）

C　　（该已知现象的原因或条件）

C→P（推理者已知的一般性知识）

还有一些人对以皮尔士的回溯推理为基础的理论进行了扩充和修改。下面我们介绍几种。

美国哲学家汉森（Hanson）总结了亚里士多德和皮尔士等人的观点，提出了回溯推理的一种确切概念，并比较系统化地论述了科学发现的逻辑程序的回溯推理模式。按照汉森对它的表述，它的基本模式可以概括为如下模式：①某一种意外发生的现象 P 被观察到；②如果原因 H 为真，那么 P 将被解释为理所当然的事；③所以，我们有理由认为原因 H 是真的。汉森在《发现的模式》中曾指出：科学家所进行的

工作不是演绎推理也不是归纳推理，他们追求的目标就是要把问题解释清楚，就是把被解释项变为解释项。这里所说的"被解释项"就是需要解释说明的问题，而"解释项"就是得出结果。所以，在科学家的实际活动中，科学家一边寻求解释项，另一方面也会在过程中有科学发现。汉森把这种推理用下式表明：P，H→P；所以，H。其中 P 为被解释项，H 为蕴涵 P 的假说，即解释项。当此推理成立时，H 即成为被发现者。汉森对回溯推理的研究比较深入，通过我们已经得到的经验和已知的规律，来推测现象出现的原因，虽然这个原因不一定是正确的。而且为了说明这个推理是正确的，他还采用了开普勒发现火星轨道和伽利略发现重力加速度的例子来证明。

普莱尔和曼斯对回溯推理的阐释，是他们从演绎、归纳和回溯推理的逻辑形式及它们的对比中分析了回溯推理。

（1）现在告诉你，这个袋子里只有红球，你从袋子里拿出一个球，你就会知道这个球就是红色的，这就是运用了演绎推理。

（2）现在这里有一个袋子，你不知道里面的玻璃珠的颜色，你从袋子里拿出一个玻璃球以后，发现它是红色的，你就会认为这个袋子里的球都是红色的，这就是运用了归纳推理。

（3）现在告诉你这个袋子里的玻璃球都是红色的，而且你在袋子的外面也发现了一颗红色的玻璃球，这时你就会断定，这颗玻璃球是从这个袋子里拿出来的，这就是运用的回溯推理。

简单来说，回溯推理就是通过对一系列已知现象的猜测而得出最终结果的推理。普莱尔和斯曼曾经提出过一个例子：如果告诉你有一个玻璃球是从袋子里拿的，这时你又看见了一个红色的玻璃球，这不能完全证明这个玻璃球是从这个袋子里拿的，只是不存在这种可能。因此，回溯推理不是演绎推理和归纳推理，它得出结论的方式是特殊的。还是上面这个例子，得出的最终结果红色玻璃球是这个袋子里的，这个结论不知道是否正确。但是也没有其他明显相反的信息，也就是说没有其他的证据来证明这个红色的玻璃球不是这个袋子里的。

在哈曼的相关研究中，他将最佳解释推理看作是与回溯推理等同的，这是哈曼的最佳解释推理的基础。哈曼认为，从通俗意义上讲，回溯推理就是最佳解释推理，二者在某种程度上具有一定的相似性。最佳解释推理的应用范围非常广，适用于大部分类型的推理。为了支持这一理论，他举了三个例子来说明这个问题。第一个例子是通过分析证据论证男管家是凶杀案中的杀人犯。第二个例子是科学家推出存在公理和另外微粒。最后一个例子是依据证词来推断证人的话是否属实。作为最佳解释的回溯推理可以按照下面三个阶段理解：第一阶段：回溯推理的前提条件是给定的事实。第二阶段：分析论证第一阶段中给定的事实，并得出不同的解释。第三阶段：从不同的解释中选择最佳解释来作为推理的结论。我们可以将这一推理步骤运用到玻璃珠的案例中。

积极信息：这个红色玻璃珠和装着红色玻璃珠袋子距离很近

假设：这个红色玻璃珠来自这个袋子

消极信息：没有其他可靠的信息能够解释红色玻璃珠的来源

结论：红色玻璃珠来自于这个袋子是最佳解释

但是我们也要注意，最佳解释并不一定是真相。最佳解释成立的前提建立在已有的事实基础之上的，它是在这个大前提下推理出来的假定。在后续的发展中，如果出现新的事实，那么最佳解释可能会不成立，继而出现新的最佳解释。例如红色玻璃珠的例子中，也有可能是有人把红色玻璃珠放在那里。所以"红色玻璃珠是来自于袋子中"这一最佳解释是建立在已有的信息之上的，是在已有的积极信息和消极信息之上得出的最佳解释。如果在后来的调查中出现新的事实就可能把原来的事实推翻。这就是说，回溯推理是可废止的。

约瑟夫森在回溯推理及其形式化方面做出了影响深远的工作。他们认为回溯推理是一种对发生的结果所做出的最佳解释的一种论证形式，其目的就是为了表明在所有可能性中最适合的一种。而这里对发生的结果所联想或假设产生的任何可能性都必须具有合理性，这是至关重要的。实际上，回溯推理的主要成分就是论证和假设，而这些都必须通过观察者的想象思维来产生或发现。从最初的观察开始，我们就不断产生假设，直到相信某种假设可以完全解释这些观察。回溯推理经常被认为是最佳解释的推理，但容易让我们思考一个问题，就是当我们说已经找到了"最好"的解释的时候，我们必须有一些标准来判断哪个是最好的，还必须确保我们已经讨论了所有的可能性，这其实是很难做到的。生活中的很多对话和事件都体现了回溯推理的现象。例如下面这个关于给车子加油的对话，对话者 A：为什么你把车开到了加油站啊？对话者 B：我的车子需要加油了。A：你怎么知道车子需要加油了？B：车子的油表显示需要加油了，油表出现故障的可能性不大，而且更重要的是距离上次给车子加油已经有很长时间了。以上这组发生在生活中的对话就充分体现了皮尔士的回溯推理的主要特点。B 在回答 A 问题的过程中提到了来给车子加油的两种解释：油表出现故障；车子真的需要加油了。B 在经过分析后认为车子真的需要加油是最佳解释。当然，这个结论可能是错的，但确是可信的。

在约瑟夫森研究中，回溯推理是最佳解释的推论，并且他给出了回溯推理的逻辑形式：假设有信息集合 D，H 可以解释 D，并且在 D 的相关解释中 H 最可靠，在此基础上可以得出 H 可能是真的。在回溯推理的过程中需要综合分析各种信息和语境因素，不同条件下的推理得出的结论也存在很大的差异。在回溯推理的过程中可以发现，通过分析推理给定的信息可以得出的解释往往不止一个，需要综合考虑各种信息条件才能得出最佳解释。但是这个最佳解释是建立在给定的信息之上的，如果出现新的信息，那么之前的最佳解释可能会被推翻。所以说，回溯推理的最佳解释带有废止性，为了得出事情的真相还需要进一步搜集信息进行考证。

约瑟夫森、哈曼和皮尔士等人都对最佳解释推理和回溯推理做出过深入研究。他们在研究中认为回溯推理和最佳解释推理具有一定程度的相似性，二者都是通过分析推理给定的信息得出的解释性假设。但是二者并不完全一样。皮尔士认为，回溯推理得出的解释是假定性的，并不等同于最后的结论，需要进一步考证，所以在演绎和归纳的过程中是不予采用的。哈曼则主张如果是基于事实的推理和解释是可信的，列举归纳的时候可以使用，最佳解释推理的例子也可以采用。哈曼和皮尔士的主要分歧在于回溯推理和最佳解释推理的概念存在差异。但是两者在假设性猜测这一方面达成了共识。

我们发现这种推理非常接近临床医师诊断的实际过程。其实，回溯推理的类型非常接近于蒙医临床中诊断的过程，尤其是蒙医临床推理过程中的第一个阶段（把握病症）其实就相当于在回溯推理的确定前提。一旦前提确定，接下来的工作就是寻找病理，而找到病理是查明病因的关键。病理弄错了，病因就不可能真正查明。病症找到，病理也找到，这并不意味着病因就得到查明。查明病因的最后一步是根据病症和病理从逻辑上推导出病因。我们可以把这个过程看成蒙医临床推理中的一个阶段，如下：

P　　（观察到的病症）

C　　（该已知病症可能的病因）

C→P（蒙医医师已知的蒙医基础理论和个人经验）

蒙医医师通过望诊去观察患者外在的病症，结合自己学习到的蒙医基础理论以及临床经验，对可能产生该病症的病因进行推断和猜测。

这里前提、结论及其因果关系会显得较为复杂，可这样去解释它。回溯经常被描述成一种"倒推"的推理，因为它是从已知的事实出发，回溯到这些事实的理由或解释。那么我们可以这样看，已观察到病症 P，如果存在病因 C，那么就会导致病症 P。因此，C 可能是病症 P 的病因。其前提依然是病因，其结论是病症，因为病因才会导致病症，而回溯推理不过是由病因推导出病症的逆推理，及通过已知病症猜测其病因。当然这里还需要提到邱仁宗的《临床推理的逻辑》一文。该文较早地提出了医师在临床中不仅用类比推理方法，还需要用到回溯推理。他提到临床推理是一个从果到因的过程，与患者体内发生的从因到果的实际过程恰好是方向相反的。如果说在类比推理中经验的作用十分重要，那么在回溯推理中理论的作用更为重要。现代医学理论，尤其是病理解剖和病理生理学告诉我们机体的微观结构、功能和代谢的变化如何导致或伴随一定的症状、体征或检查异常。但同样地，通过回溯推理提出的诊断假说也只是似然的，有待于接受进一步临床实践的检验。

　　作为推断最好的解释的一种，回溯推理可以被定义为有三个阶段。首先，它是从一组已知观察到的发现或事实的前提开始的，即在特定情况下的已知证据。其次，它在各种解释中搜索这些事实。最后，选出所谓"最好"的解释，得出选择的解释是可以接受的假设。我们来看一个个简单的例子：在蒙医望诊中，当一个人出现口角歪斜的病症时，其病因为赫依病。即：已观察到患者口角歪斜的病症，如果有赫依病，那么就会导致口角歪斜。因此，赫依病可能是该患者产生口角歪斜这一病症的病因。从这里可以看出，推导过程需要拥有蒙医相关的一些医学知识，而且该结论不一定可靠。回溯可以用来让医师尽可能详尽地去观察他的患者，因为他观察到的每一个症状或发病过程都会存在许多的可能病因。但我们倾向于为这个病症单独回溯一个病因，这样会更利于我们诊断和治疗，尽管这几乎是不可能的。因为一个病症可能回溯多个病因，或者多个病症回溯了更多的病因，我们只能尽量在这些可能性中选取最佳的病因。接上面的例子，我们试着去分析其推理过程：

　　　　正面数据：患者出现了口角歪斜的病症，且目前只观察到这一个病症
　　　　假设：患者由于赫依病产生了此症状
　　　　负面数据：没有其他的任何病因可以作为合理病因来解释此患者口角歪
　　斜的症状

　　这里我们注意到，赫依病来解释口角歪斜也只是一种猜测或假设，这些可能会被另外的新病症推翻。只是在这里，鉴于对病症的已发现和未观察到，这个病因是对病症最好的猜测，或者说是最令人信服的假设。但是这也告诉了我们，回溯推理是一种可废止推理。如果在接下来无序的"望、问、触"三诊中发现了更好的解释，那么原来的结论将会被废止。

## 三、协同推理方案

　　"协同论证"这一词源自非形式逻辑的英文术语"conductive argument"。针对一个英文术语，不同学者可能使用了不同的中文术语，如"权衡论证""联导性论证"或"引导论证"，但这些无关紧要，因为其本质含义是一样的。它是由威尔曼于1971年创造。协同论证，又称协同推理，是当代非形式逻辑的一大前沿研究成果。它当时出现在《挑战和回应：伦理学的辩护》中，用来作为"演绎"和"归纳"的反义词。威尔曼在其论文中提出，除了演绎和归纳，在辩护许多伦理学的判断中存在一种推理和论证的类型。在威尔曼看来，协同推理有四个基本特征：首先，结论涉及的是某个个体；其次，结论并非决定性的；第三，结论是从涉及同一种情形的一个或一个以上

前提推导出来的；第四，不得诉诸其他任何情形。这种论证有三种模式：①针对结论，给出一个理由；②有几个思量，每个都独立相关，然后把这几个思量整合在一个统一论证中推导出来某个结论；③某个结论是从正反两方面思量之后得出的，其中既包括了反对理由，还包括了支持理由。其中，第一种模式虽然只有一个理由，但总建立在一些可以提及的相关思量的基础之上的。只不过，那些涉及语境的考虑被从推理模式中省去了。

但就威尔曼的研究而言，这些形式均不能定义协同，它们仅代表协同的几种可能方式。我们发现大家似乎倾向于只关注第二种或第三种形式，一些人甚至只用第三种形式的论证或推理来确定协同。威尔曼自己也支持大家的论据。他提及第一种形式时，说道："尽管该形式只有一个理由，总是（或几乎总是）有可能提到了其他相关论据。"换句话说，第一种形式的例子似乎总是（或几乎总是）第二种形式的简化版本。此外，关于第二种形式，威尔曼说："有可能有相关论据没有提到，尤其是相反的论据。"换句话说，第二种形式的例子通常又是第三种的简化版本。似乎，从威尔曼自己的角度来看，尽管论证存在这三种形式，但第三种能代表典型情形。也就是说，不论论证人是否完整地表达了自己的推理，通常他或她根据推理认为存在一些（或者至少一个）独立支持结论的论据，也有独立反对结论的一些论据，但前者比后者更有道理。因此，一些人似乎想为第三种"支持和反对"论证或推理形式保留"协同"这个属性。在这种情况下，鉴于前两种形式在符合提供的定义时是有区别的。

威尔曼用推理来定义"论证"。这意味着他或多或少涉及过论证和推理的关系的问题。当威尔曼声称"推理的单位是论证"和"论证即使用或采用论证"，他似乎把论证当作是推理的组成部分。那么，推理是什么呢？它是否是这么一种活动：说法者在活动中提出论据辩护他针对听众挑战的陈述，且"总能转变为相互退让的讨论……双方试图彼此说服的竞赛"。显然，威尔曼在此处就推理采用了对话方法，但他却没有进一步阐述他的观点。推理是一种对话，但是这并不意味着论证也得是对话。威尔曼认为，论证是"由一个或多个前提、一个结论和一个暗示的对效度的要求组成的语言"。该概念显然是基于一种结果观点，通常把论证定义为一种由一套指定的命题（每一命题均是基于其他命题提出的）组成的谈话或文本类型。尽管在推理时论证能作为一种对话种类应用，比如，讨论或相互说服，但威尔曼并没有从过程的角度赋予概念。他不认为论证是一种对话，因为对话基于控制过程中对话转向的合作性谈话条件，从不同的阶段出发，旨在达到一个统一的目标。威尔曼把论证视作一个结果，坚持认为任何论证均有三个成分，即前提、结论和对效度的要求。其中，第三种成分标明结论是有效地从前提出发并得出的。考虑到效度要求通常是暗示的，且与论证评估紧密相关，我们在描述论证结构、把前提和结论作为论证基本成分时，可以不考虑它。换种说法，事实上威尔曼认为论证具有前提与结论的结构。如我们所知，在常用语言或逻辑学教科书中，术语"前提"通常是指支持或被视作支持某一结论的命题。

比如：前提是一种命题，论证便是基于命题，或根据命题得出结论。

论证的结论是种命题，该命题是基于该论证的其它命题而被证明的。而该等其他命题，被证明为（或被假定为）提供了人们接受该结论的支持或理由，它们是该论证的前提。根据现行的对"前提"的使用，作为或视作反对某一结论的命题不得作为前提。然而，威尔曼并不这样认为，他就所述术语的含义提供了一种新奇的、甚至反直觉的解释：前提是任何作为或视作支持或反对同一结论的任何论据。结论是基于前提表面上被接受的事物。此处，前提并非仅由支持结论的论据构成。反对某一结论的论据，即反面论据，也能作为论证的前提。让我们先看一个日常生活中的简单的例子：

尽管天空在下雨，我还是应该去上课，因为这节课我非常感兴趣，而且缺席将会失去期末成绩。

这个例子中"我应该去上课"是结论，"这节课我非常感兴趣"和"缺席将会失去期末成绩"是为结论提供支持的正面理由，由"尽管"引导的"天空在下雨"是反对结论的理由。我们可以看到，通过正、反两组理由的逻辑力量的权衡，最终认为正面理由胜过了反面理由，结论得以证成。

尽管支持和反对论证中都包含了正面和反面论据，但有一个问题，即在支持和反对论证中，反面论据的地位的问题。我们确认三种类型的论证中均仅有两种成分：前提和结论。根据威尔曼自己对"前提"的定义，他不认为反面论据属于第三种类别，因为它既不是前提也不是结论。事实上，它们却是前提的一部分。这种对于反面论据地位的理解明显与"前提"的一般性含义相反，正如我在上文提到的；但却完全与他自己对该术语的定义以及他赋予论证成分的概念相符。支持和反对论证结构的关键问题是：正面论据、反面论据和结论是如何建立联系的，但是威尔曼却没有探索这个问题，因此，我们仅能根据他对第二种形式的传导论证的描述做了一些猜想。让我们再来看一个例子：

我应该去上课，因为老师要求我去，而且这节课我非常感兴趣，反正我也没有其他更需要去做的事。

这个是第二种形式的传导论证的例子。这里支持和反对论证不同的地方在于：前者的前提只涉及了一个正面论据。根据威尔曼的总结，在这种形式的传导论证中，"结合多种论据（每一种可能相互独立），放入一个统一的论证中，从该论证能得出单个结论"。就第二种形式的传导论证而言，应注意两点。第一，前提与结论独立关联。这意味着，这种类型的论证有两个或更多支持理由，因为其前提仅为正面论据构成。第二，在这种形式的论证中，得出的结论并非基于任何单一的前提，而是基于"证据的逻辑性趋同"。为了得出结论，论证人应思考所有独立的前提或"整体思考"。显然，第二种形式的传导论证的结构属于趋同的论证结构。

威尔曼指出，第二种形式的传导论证具有多个正面论据，另外还补充道，"似乎还有相关论据没有提到，尤其是反面的"。假设有一些没有提及的相关论据是反面的，即反面论据，加到第二种形式的传导论证的例子中，这意味着我们有了一种新的、第三种形式的论证，或支持和反对论证，就像第一个例子。在这个论证中，很容易发现两种冲突的前提——一种由正面论据组成，而另一种由反面论据组成。第二种形式的传导论证中，结论是基于正面论据的逻辑性趋同，但是在进行支持和反对论证时，论证人遇到了一个截然不同的问题——如何评估"支持理由和反对理由的相关逻辑力度"。也就是说，在支持和反对论证中，得出的结论既不是基于正面论据的逻辑趋同，也不是基于反面论据的逻辑趋同，但"与反对结论的理由相比，支持结论的理由的逻辑力度有多大"。在该背景下，支持和反对论证的每一单一前提，不论是正面的还是反面的论据，仍与结论独立关联吗，就像第二种形式的传导论证那样？所有正面论据，作为一个整体，是如何与反面论据建立起联系的呢？不幸的是，威尔曼对支持和反对论证结构的重要问题并不感兴趣。

总的来说，威尔曼在广义上是采用了基于结果的方法，是采用了支持和反对论证，并把前提和结论视为论证的基本成分。他不仅把反面论据视作支持和反对论证的一部分，还把它们当作论证前提。他对反面论据的理解与他自己对"前提"的定义以及他赋予论证成分的概念相符。另一方面，他提出的"前提"的含义似乎与"前提"原本的或传统的含义不同，甚至相反。

权衡论证是其联导性论证的第三种模式，即一种同时包含正面的、支持结论的理由与反面的、反对结论的理由的论证，其结论的证成源于正面理由的逻辑力量经过权衡胜过反面理由。

笔者发现，这似乎是最适合蒙医临床推理的类型。前提不再是单一的，而是有一组命题为结论提供正、反两方面理由。前提为结论的真实性或可接受性提供支持，结论的真实性或可接受性以前提为基础。在前文中我们提到蒙医临床推理的前提与结论为病因和病症。笔者认为，蒙医临床推理中，病因和病症是两个相互作用、互相影响的存在；即通过已知的多个病症寻找到所有可能产生这些病症的病因，通过该病因再去分析、判断、验证其导致这些病症的发病过程。这是一个无序循环的过程，最终结果是确定病因，消除病症。也就是在蒙医临床推理中，前提有可能随时变成结论，结论也有可能变成前提。在权衡论证中我们可以发现，前提和结论并不需要太强的因果联系，这更有利于它正推与倒推的循环过程。

在医疗过程中，我们经常会遇到一些病因产生的病症是比较类似的，只能通过反复地比较来确定最有可能的病因。在几个病因的比较中，其实就非常类似于权衡推理。相对而言，比较可能的病因推倒了可能性较弱的病因，经过几个反复权衡，最终可能性最大的病因推倒了其他病因。这里我们发现协同推理给蒙医临床推理带来了解决其中一个阶段的新思路。

很显然，蒙医临床推理满足了协同推理的四个特征：首先，推理的结论是某患者的病症，即只涉及某个个体；其次，主体性、动态性与非单调性决定结论的非决定性；第三，因为我们并没考虑蒙西医结合，故前提只涉及蒙医病理、病症与治疗方案，即只涉及同一种情形；第四，既然讨论的是传统蒙医临床推理，那就不涉及诉诸其他情形。不仅如此，我们还会发现，三种协同推理模式在蒙医临床推理中均有所体现，而且第二、三两种模式往往用得更多。

至此，我们可以得出，蒙医临床推理的类型是一种复合型的类别，它在整个的推理过程中，用到了以上的传统逻辑方法和非形式逻辑方法。

# 第四章
# 蒙医临床推理理论及其应用

　　本章是本书的重点内容，分为蒙医临床推理和蒙医诊断推理两个部分。笔者定义了蒙医临床推理，并把它分为四个阶段。而作为蒙医临床推理最重要的环节，蒙医诊断的推理也必不可少。掌握当前患者的病症虽然说是蒙医临床推理的起点，但病症既是推理的前提又是结论。相对于回溯推理来讲，病症属于前提；但相对于整个临床推理来讲，它应当属于结论。与其他临床诊治的目的一样，蒙医临床诊治就是为了消除当前的病症，减轻患者的痛苦。那么就必须先查明到底哪种病因导致的当前的病症。查明病因建立在蒙医病理的基础之上，只有通过蒙医诊疗手段消除了病症，才能说明查明病因阶段通过回溯推理找到了解释病症的最佳病因，进而确保蒙医临床推理的整体过程。

# 第一节　蒙医临床推理的推理图解

总结前文所述，笔者在本节给出了蒙医临床推理的定义，总结了蒙医临床推理的三个特性。笔者将蒙医临床推理的过程分为把握病症、查明病因、实施治疗和检验疗效四个阶段，并对四个阶段做了详细的解释和阐述。

## 一、临床推理与科学推理

根据之前的研究，我们发现蒙医临床推理也具有动态的、非线性的特点。这点与之前提到的纽卡斯尔大学在 2009 年的《临床推理》一文中定义的临床推理如出一辙。所以蒙医临床推理必然是临床推理的一种子类型。那么到底何谓临床推理呢？根据邱仁宗的说法，临床推理是指从有关特定患者的临床观察询问和检查结果（简称"资料"）推出诊断结论（即某一疾病名称）和治疗决定的过程。临床推理不同于科学推理之处在于：其一，临床推理的对象是个体，而不是类，因此，它有点像是工程推理或侦破推理；其二，临床推理的目的不是普遍性的理论，而是为了在实践上达到治疗目的。还有杨义明曾在《临床推理——现代观与教学应用》一书中提到：临床推理是医师（以及所有医疗人员）在医疗作业时用思维做抉择的过程。也就是在面对患者时，根据当时对临床环境的了解推断患者的问题所在，同时掌握其整体病情。临床推理的过程反映出医师依据当时手中的资料（包括病史、身体检查及检验、影像）并整合医疗团队成员的相关资讯，在充满不确定性的状态下，能够做出决定的能力。

根据之前分析，蒙医临床推理是在病因上做出判断并延伸至治疗上做决定的推理及考虑，也就是判断患者为何种病因，决定是否需要治疗和使用什么样的治疗。它包含一组推理策略，让医师能够通过蒙医基础理论和三诊来分析病症，并产生假设，再经一系列错综复杂的思考过程来分析与评价，并最终建立诊断。最后再通过三诊来验证，并给出治疗方案。那么，蒙医临床推理该怎么定义呢？

## 二、蒙医临床推理的定义

蒙医临床推理是蒙医逻辑的研究对象和蒙医学的理性根基，是指临床医师通过

"三诊"把握病症，根据蒙医病理查明病因，实施蒙医药治疗方案，最后检测疗效是否达到了消除病症之目的的思维过程。

蒙医临床推理具有如下特征：**首先，蒙医临床推理是一种实践推理。**蒙医临床推理的基本特征就是实践性。这种实践性决定了蒙医临床推理的主体性、互动性、动态性和非单调性特征。一方面，临床诊治是一项复杂的社会活动，要想达到治疗目的，医师与患者必须相互协同与配合。因此，蒙医临床推理具有主体性与互动性。蒙医医师常说看患者时，不仅仅是医病更是医心。所以蒙医医师很快能与患者建立融洽的关系。当然，这也是医师治愈患者的一个重要前提条件。而且基本上所有的研究工作都确认与患者建立积极的关系是医疗接触的最为重要的目标之一，同时也是一个难以描述的维度，这种积极的关系对患者健康结果影响的证据未呈现系统化。部分原因在于患者对与医师关系的评估不是一成不变，并且取决于难以确定的各种变量，包括人口统计资料、个人偏好、社会习俗与文化变量等。例如，研究报告称部分情况下，如果医师技术好，患者会给出好评；其他情况下，医师流露出同情的态度时患者才会给出好评。也有研究报告称患者是根据两种维度评估医师的：技术信息与关系交流。建立融洽关系的一个基本因素在于相互信任，但这是一种复杂的概念，被赋予了许多不同的定义。信任是有效共同决策与患者坚持医师医疗建议的一个前提条件。一项以患者为中心的信念与信任之间关系研究发现，患者与医师之间信念的一致性有助于彼此产生信任，但对患者满意度的度量并无显著影响。多数人都认同信任具有一个多维的性质，包含了认知与情感成分。另一方面，由于病症会随着时间以及治疗方案的推进而发生变化，而且这种变化并不必然是良性的，医师总是根据患者病情的发展情况动态地把握病症，查明病因，实施治疗方案并检测治疗效果，因此，蒙医临床推理具有动态性与非单调性。蒙医临床推理的逻辑方案必须能够处理上述四种特征。

**其次，蒙医临床推理是一种因果推理。**临床推理处理的是病因与病症之间的因果关系。在哲学中，我们把现象与现象之间那种引起和被引起的关系称之为因果关系。当然本文中我们把产生病症的病因作为原因，而被病因引发的病症称之为结果。为了便于讨论，后面我们将把病因与病症之间的这种因果关系简称为"因症关系"。因果关系的判定是人类最常见也是最有用的思维活动之一。在医疗上，医师能否经常正确判断因果关系的能力直接影响到患者能否康复。因果关系具有一般性或普遍性，它实际上就是把不同的变量放在同一个时间维度进行考察。例如：我们认为病因导致了病症，这里就包含了两层意思：第一个是病因的产生在时间上是早于病症的发生的；第二个是由于病因的产生导致了病症的产生。那么他们是不是彼此的充分必要条件呢？

基于因果关系的多样性，我们相应地把因症关系也区分为一因一症、一因多症、多因一症和多因多症四种类型。假如因症关系属于第一、二两种类型，其临床推理就相对简单，诊疗起来均相对容易。假如属于第三、四两种类型，其推理就比较复杂，诊疗起来也相对困难。人们常说的疑难杂症往往属于第三、四两种类型的因症关系，但并不必然，比如 SARS 的出现。

**最后，蒙医临床推理是一个动态过程。**这一过程包括把握病症、查明症因、实施治疗和检验疗效四个环节。事实上，所有临床推理具有上述四个环节，只不过不同医学派别的差别就在于把握病症的方式、查明病因的病理、实施治疗的方案以及检验疗效的手段之不同。但是，这里需要特别注意的是，这四个环节并没有特别明显的界限，一个环节的结束和另一个环节的开始是紧密、连续并且循环的。在西方临床推理研究中，甚至分得更为细致。例如，临床推理分为 8 个阶段，这同样适用于蒙医临床推理。

### 1. 考虑病情

描述或列出事实，对象或人。比如：

> 一位 60 岁的患者在重症病房，他有腹主动脉瘤，昨天才做了手术。

### 2. 收集信息

要收集的信息主要有三类：①**需要回顾当前信息**。例如，交接报告，患者病史，患者图表，调查结果及护理或医学先前进行的评估。②**需要收集新的信息**。例如，进行患者评估。③**需要回忆相关知识**。例如，生理学，病理生理学，药理学，流行病学，诊疗，文化，伦理，法律等。例如：

> 这位患者有高血压病史，并且使用了 β-受体阻断剂。一小时前他的血压是 140/80mmHg；今天医师检查了他的情况，血压是 110/60mmHg，体温是 38.4℃，硬膜外运动 10mL/hr；通过医学常识和经验我们知道血压与流体状态有关，硬膜外麻醉可降低血压，因为它们能引起血管舒张。

### 3. 信息加工

信息加工包括六个环节：①解读信息。通过对数据的分析来了解对象的体征或症状。②区分信息。从无关信息中区别出相关信息；如果识别不一致，就要缩小范围找出最重要的信息和线索来收集。③关联系统。需要将收集的信息进行相互联系，从而发现彼此之间新的关系或是模式，再把线索聚集在一起去确认它们之间的关系。④推断信息。需要推断所有信息，利用演绎的方法或者从逻辑性的角度解释主观和客观线索中提出你认为正确的观点，并且考虑是否需要替换品（药物或诊疗方法等）和替换后所产生的结果。⑤信息匹配。需要对所有情况进行匹配，即把现在的情况和过去的情况做匹配或者把现在的患者与过去的患者做匹配。这通常是专家思想的过程。⑥预测结果。这通常是专家思想的过程。例如，对于通常有高血压的患者来说，他此时的血压较低，并且他的体温稍微高一点，但是医师并不担心这一点，因为这是正常的术后情况。更令人担心的是他的血压和脉搏。然后医师又检查一下他的尿量和氧气值。他的血压偏低、心跳过快并且尿量很少，这些都是要休克的信号。当医师增加了硬膜外麻醉后他的血压开始下降。因为在外科手术中的失血或者由于硬膜外麻醉会导致他的血压很低。腹主动脉瘤手术后经常有低血压的情况。如果医师再不给他多输一些液体，他就会休克。

## 4. 识别问题

根据事实和推论对患者的问题做一个明确的诊断。例如：

医师确定了他是由于血量减少和硬膜外麻醉导致了血管舒张，从而引起血压的不正常。

## 5. 确立目标

你希望发生什么，一个预期的结果，时间框架。例如：

医师必须想办法提高他的血液流动速度，并且在接下来的一小时使他的血压升高并且尿量恢复正常。

## 6. 采取行动

在不同的可以找到替代品之间做选择的过程。例如：

医师这时增加了输液的量，并且在需要时给他用间羟胺，这种药适用于各种休克和术后低血压。

## 7. 效果评估

行动和结果的有效性。要学会经常对自己提这样一个问题："患者现在状态好转了没有？"例如：

很快他的血压升高了，但是必须保持随时对他的关注，他可能一会还需要间羟胺。现在他的尿量均大于 30mL/hr。

## 8. 反思过程

从这个过程中你学到了什么，你还可以做哪些不同的事。例如：

当然就是在这个过程中医师所需要反思的东西。

其实这里的第一、二阶段就是全面地把握患者的病症；三、四阶段就是准确地查明和分析出这些病症是由哪些病因所导致的；五、六阶段是就是针对病因实施相应的治疗；七、八阶段则是检验治疗后的疗效。当然，这里的各个阶段其实没有特别的分界点，甚至有些阶段是转瞬即逝的。例如，专家型医师在搜索回顾相关知识时可能就是几秒钟，而且笔者觉得每个阶段都可以重复出现，这也体现了蒙医临床推理的动态性。所以没有必要一定弄清楚每个阶段的界限，那只是在浪费时间。

## 三、蒙医临床推理的过程

那么蒙医临床推理的环节到底是怎么样呢？综上文所述，笔者觉得应该分为把握病症、查明病因、实施治疗和检验疗效四个环节。

让我们先来看一个具体的病例。

### 把握病症

查某，男，52岁，2018年10月9日来诊。去年11月发生心绞痛，一度严重，住当地医院治疗2个月，诊断为冠状动脉粥样硬化性心脏病，至今未上班。心绞痛发作无规律，近来发作频繁，心前区有移动性刺痛，伴胸闷，心慌，血压偏高已多年，达190/130mmHg，先稳定在130/85mmHg，睡眠很不好，每晚皆服安眠药片。平时不吐痰，饮食、二便尚正常，面色灰暗，心神不安，脉象左、右均空而短促，舌苔薄白。

### 查明病因

全面分析通过望、切、问三诊收集到的相关病症，认为该患者长期过食热腻性饮食、饮酒、吸烟、身语行为失常等，使身体赫依、希拉、巴达干三体素失衡，尤其是普行赫依功能失常而发病。确诊该患者的病是赫依型心刺痛症。

### 实施治疗

接着以在调平衡，通气血的前提下，清赫依热，补心益气，改善普行赫依功能为治疗原则，进行了治疗。早服十五味豆蔻丸，中午服高尤十三味丸，晚上用三味檀香散送服阿米巴日格其十一味丸。饮食起居方面，让患者

用稻米、小麦面、牛奶等营养丰富的软食。忌热腻性食品，避免噪声，在安静的环境中休养调护

检验疗效

2018年10月16日二诊：开始服药两天后心慌及心前区刺痛未犯，继服药则仍有心前区疼，可能因寒流气候突然转变而有诱发之故，脉象和舌苔如前。原方稍加量继续服用，并取心前后穴位施温灸治疗一次。2018年10月23日三诊：心慌已轻微，心绞痛未发，睡眠亦略好转，但还不能多看文件等，脉象和舌苔如前。原方适当减量继续服用。2018年10月30日四诊：药效甚著，身心恢复正常，已能正常工作，睡眠尚可，精神较佳，脉象、舌苔皆恢复正常。停药定期复查。

十五味豆蔻丸在蒙医中称为"匝迪-15"，来源于《蒙药验方》，功能为镇赫依，理气；用于心脏和肾脏的赫依瘀症，心悸，失眠，健忘症，昏厥，颤抖症，内外及隐伏赫依症。高尤十三味丸在蒙医中称为"高尤-13"，来源于《蒙医金匮》，功能为调节赫依，止痛；用于主脉赫依病，赫依型刺痛，心颤，癫狂，失眠。三味檀香散在蒙医中称为"赞丹-3汤"，来源于《四部医典》，功能为清热，强心；用于心热，心悸，心慌不安，心前区痛。阿米巴日格其十一味丸，来源于《蒙医金匮》，功能为镇赫依，理气，止刺痛；用于乳腺和腋窝部刺痛，赫依型哑结，心脏刺痛。

上面这个具体的病例已经可以清楚地看到蒙医临床推理的四个环节，那这些环节具体是怎么样的呢？

### 1. 把握病症

准确把握病症是临床推理的第一个环节，是临床推理的起点。如果临床医师对病症没有准确把握，那么所找到的病因多半都是错的。当然，也可能找到的病因是对的，但那只是巧合，与病理毫无关系。假如找到的病因错了，而给出的治疗方案却达到了消除病症之目的，这也纯属巧合，或许是患者自身免疫力的胜利，与病理无关。在第一、三两种因症关系中，把握病症相对容易，因为只有一种病症，但这只是理想状态。在第二、四两种因症关系中，把握病症相对困难，因为存在多个病症。只要疏忽了其中一种病症，真正的主要病因就被忽略了。比如，"弱视"和"垂体瘤"都可能是"视力衰退"的病因之一，但实际上二者中的任何一个既不是充分条件也不是必要条件，只是重要条件。再者，病因引发病症是有一个从量变到质变的过程。只有引起了质变，病因才成为病症的充分条件，如乙肝病毒与乙肝病。

在不同医学传统中，医师把握病症的手段有着很大差异。具体来讲，在西医中，医师借助医疗设备进行物理检测辅之以各种检验来把握病症；在中医中，医师是通过"望、闻、问、切"四种方式来把握；而在蒙医临床推理中，把握病症是通过"望、

问、触"三诊来把握。在蒙医临床医师中，经验丰富者与不丰富者的一个重要差别就在于借助三诊准确把握病症的程度。

蒙医在把握病症时，经常是在整个医疗会诊过程中通过不断地穿插进行多次、无序、反复的三诊方法。可以说医师从见到患者的第一刻起，就在不断地收集着信息。比如说看到患者第一眼就用望诊来观察患者的一些基本信息，接着就是三诊方法的无序重复使用。专业的蒙医医师在医疗会诊过程中会保持相当的客观，而不太专业的医师会加入一些个人色彩。当然，保持相当的客观是否也是专业的医师的充分条件呢，这也许不尽然，因为还有专业技能、经验和实践技巧的限制，所以两者是必要非充分的关系。这样就说明不能保持相对客观的医师一定不是专业的医师。因为保持相对的客观是衡量医师专业与否的重要因素，如果不能保持相对的客观，那么一些偏见和假设很可能会影响推理的过程。例如：在内蒙古地区，很多牧区来的成年男性患者容易被误会为酒鬼，那么一些带有这种偏见的蒙医医师会不自觉地把发病的起因归结于嗜酒上，从而可能导致误诊。再比如，在很多人的印象中内蒙古地区的大部分人特别爱吃肉，那么带有这种偏见的医师在见到稍微肥胖的人时，就会不自觉地偏向于饮食方面。因此，蒙医临床医师或者学生必须有人来质疑他们的假设和偏见。如果未能这样做，那就很可能对他们的临床推理能力和因此而带来的对患者的临床诊断结果产生影响。而一名专业的医师会保持相对的客观，观察到一些显著的症状后穿插三诊并得出结论，再进行恰当的诊疗。由于他们的知识、技能和经验，专业医师可能会出现一个近乎自动或本能的方式来执行这些过程。

在这里就要说一个很有意思的观察：笔者通过观察 30 多位蒙医医师，发现他们在问诊的时候都有一个大概的模板，但是每个人的问法都会有所不同；通过深入了解得知，每位蒙医临床专业的学生在学习或实践中都会学到一个大体相同的问诊模板。他们随着经验的丰富，都会逐渐完善模板，并总结出适合自己也适合经常面对的受众人群（病人）的新的模板。而这个模板一旦产生，就像自己身体的一部分一样，成为近乎本能的方式来应用。然而，临床推理是一项通过学习和积累得到的技能，并非本能。对于临床专业的学生来说，要学会有效地掌控复杂的临床情景，重要的是要了解临床推理的过程和步骤。他们需要学习如何根据提示的线索去确定和结果之间的联系并且还有一些做临床决策的规则。当然，蒙医临床医师也需要继续积累和改进自己的方式和方法。在当今社会，人们的生活环境、饮食习惯、工作类型等都在发生着很大的变化，甚至疾病也在进化、更新。所以要想蒙医继续发展，蒙医医师和学生必须不断的掌握临床推理技能、专业技能、积累经验，达到提高自身的目的。学习有效的推理需要决心和积极性在特定的实践中继续学习。它还需要反思，特别是在技巧上提高性能。

### 2. 查明病因

查明导致病症的真实原因是临床推理的第二个环节。也许可以这样说，这是临床推理的最重要环节，因为假如病因弄错了，后果是可想而知的。当然，在这里我们使用了一个模态词"也许"，这表明"最重要"只是相对的，因为我们不得不承认，临床推理四环节中每个环节都很重要。

查明病因是一个基于病症并根据病理推测病因的回溯推理过程。在不同医学传统中，由于病理不同，因而解释因症关系的基础理论存在很大差异。比如，西医用"四液说"来解释，中医用"阴阳说"来解释，而蒙医则用"三根理论"来解释。在第一、二两种因症关系中，查明病因相对容易，但第三、四两种因症关系中，查明病因就相对困难。在后两种情形下，虽然找到了其中某个或某些真正原因，但针对这些病因给出治疗方案之后，病症可能暂时消除或得到缓解，但并没真正消除，说明没有找到最佳治疗方案，从而错失了治疗的最佳时机。此外，不同医学传统，因为病理不同，解释病因的方式呈现较大差异。蒙医病理理论是"三根理论"。即是指赫依、希拉和巴达干；三根其实就是体内的三种能量，看不到摸不着，但是任何一根或者两根的偏盛或者缺失都将使身体内部的平衡被打破，导致疾病。所以，任何一位蒙医医师在碰到任何一种病症的时候，都会考虑病因到底是因为哪一种或两种的偏盛或者缺失引起的。

当然，医师如果想准确地查明病因，那一定不能缺少临床思维和临床推理所需的因素。

**（1）医师信心**

信心可以保证一个人推理的能力。例如：医师的想法是在正确的路径上；他考虑过后，依旧认为他做出了正确的决定；他知道他的结论是有好的依据的。

**（2）语境角度**

语境角度是指需要考虑全部的情况，包括人际关系、背景、形势和环境。例如：医师观察了患者全部外在的病症表现；医师注意到了一些情况；医师详细咨询了患者的环境；医师考虑了其他的可能性；医师考虑了特殊情况。

**（3）创造力**

创造力是指需要产生对知识的求知欲，发现或调整主意，有能力去对所产生的想象进行选择。例如：医师有创造性的思维；医师试着有一些远见。

**（4）可塑性**

可塑性可以被描述为很强的适应能力，容纳、修正或改变想法、主意或行为举止。例如：医师从传统思想中移开；医师开始重新定义方向；医师根据当前环境适应新的形势。

**（5）求知欲**

求知欲是指渴望用寻找知识、客观观察和全面的角度去理解问题，并探究和学习所有的可能性所带来的不同选择。例如：医师需要知道得更多；医师的头脑在和诸多问题赛跑；对医学是如此的感兴趣。

**（6）真诚性**

真诚性是指通过真实的、坦诚的过程来寻找真相，甚至结果会违背了某一个假定或信任。例如：尽管要推翻医师所判断的某种可能，他仍然需要去得到真相；医师对自己的偏见和假定有疑问；医师仔细审查自己的思维；医师对自己最初的结论不是很满意。

**（7）直觉感知**

凭直觉感知的知识是指相信以前发生事件所带来的经验和他的感知。例如：医师有预感；他知道将发生某件和上一次一样的事情。

**（8）开放性**

开放性思维是指要学会接受某人的偏见、先入为主的观念、假设和老套的见解带来的发散性的视角。例如：医师试着不去评判；医师试着打开新的见解；医师听取别的观念。

**（9）韧性**

韧性可以描述为对学习的追求和超越任何障碍的决心。例如：医师决心去找出结果，医师需要坚持不懈。

**（10）反思**

反思是指为了深层次的理解和自我评价的作用对假定、思考和行动的过程进行反思。例如：医师思考了自己的反应，他做了什么想了什么；医师想知道他可以做哪些不同的事情；医师考虑他下一次会做什么不同的事情；医师考虑这个实践怎么影响他的未来。

还有一种说法认为临床推理的关键性因素是：分析临床资料、检验及影像结果；使用以患者为中心的实证医学；应用批判性思维；领悟认知上的错误、偏见及人为因素；积极与诊断团队分享及沟通患者的资料；具备临床的技能（包含沟通技能）。这些都是值得我们借鉴的一些好的临床推理因素。

在这一小节中，笔者有自己的见解，即查明病因阶段应该由医师专断，而实施治疗阶段则可以与患者共同决策。在附录二中内蒙古地区蒙医临床医师专家组中的萨仁图雅医师曾说过，医师这个时候应该专断一些。她可能未区分查明病因阶段和实施治疗阶段。所以笔者提出了一个新的想法：查明病因阶段应该专断，是因为这个阶段是临床推理最重要的阶段；如果病因没有找对，可能会离真正的治愈越来越远；在这个阶段，没有人比医师更有发言权，医师也有责任用自己的经验和学识找到准确的病因；而实施治疗阶段，因为每个人个体的差异，可能更适合与患者共同决策，通过协商找到适合治疗病因并且患者也能接受的方式。

**3. 实施治疗**

针对病因，给出相应治疗方案，实施相应治疗过程，这是临床推理的第三个环节。病因即病根。治病要治的正是病根而非病症。由于人是生命有机体，一般说来，病根治好，病症就会自然消失。在不同医学传统中，由于病理和药理之不同，医师所采取的治疗方案有很大的差异。就常见疗法来讲，西医疗法有药物治疗、化学治疗、放射治疗、手术治疗、物理疗法等，而蒙医疗法有药物治疗、放血疗法、拔罐穿刺法、灸疗术、酸马奶疗法、正骨术等。从表面上，虽然不同医学传统中，有些疗法的名称相近甚至相同，但具体实施的治疗工具与手段存在很大差异。比如，在西、蒙医中均有物理疗法，但其治疗工具与手段有很大不同。再如，西、蒙医中都有药物治疗，因药理不同，其药物差别很大。药物治疗是所有医学传统的最基本疗法，西医的药理是药效动力学与药代动力学，而蒙医的药理是"五元六味"。当然，在药物制作方面，西、蒙医也存在很大差别。西医药的制作主要是化学合成，而蒙药制作主要是物理合成的。

蒙医有很多不同于西医的特色疗法，例如蒙医温针疗法对治疗坐骨神经痛就有着显著的效果。它也是蒙医学的重要组成部分，是国家非物质文化遗产之一。蒙医温针疗法具有简、便、验、廉、安全性高、实践性强、疗效独特等优点，具有悠久的历史、丰富的临床经验积累和宝贵的文献资源。蒙医温针疗法作为特色疗法，受到医务工作者的重视和关注，它具有良好的社会效益和广阔的发展前景。蒙医温针疗法是用特制的针，刺入人体特定的穴位，给予刺激后，将针留在适当的深度，在针柄端适当加热（艾灸加热或机器加热），使热力通过针身传入体内，达到治疗和康复目的的一种灸疗法。温针疗法具有抑制赫依、增强胃火、破痞块、助消化、散积消聚、治肌肉麻木或肿胀、排出脓血及黄水、治疗水肿症等作用。温针疗法根据病情及治疗部位的不同选择针刺穴位、针具和针刺方法。蒙医温针疗法常用穴位有一百多个，温针疗法主要用金属特制的针，有金针、银针、青铜针、铜针、铁针、骨针等，现在临床均用银针。

蒙医温针作为治疗本病的有效外治法，以其安全、有效、简便、无药物副作用等优势，一直受到患者的欢迎。但是仅用传统的白脉气血来解释其作用并不能满足当前基础理论研究的需要，也跟不上蒙医现代化的要求。另一方面，有关外周神经损伤及坐骨神经损伤的基础研究也不断获得新突破。而传统蒙医温针疗法，作为治疗坐骨神经痛的有效手段，其机理却一直没有揭示清楚。温针机理十分复杂，较难从某个生理指标去分析掌握。因此，用现代分子生物学手段进行深入的基础研究，对温针作用机理的研究具有一定现实意义。

我们从新的视觉来揭示蒙医温针治疗坐骨神经痛的作用机制，为防治坐骨神经痛寻找新靶点。传统蒙医对针灸治疗指标的定量定性并无统一标准，只考察几个神经递质的指标不能完全代表整个机体的生理指数，不符合整体观的蒙医理论。针灸机理十分复杂，较难从某个生理指标去分析掌握，但机体内 miRNAs（微小核糖核酸）的改变可以进行标准化、客观化的测定，所以以 miRNAs 为介质研究蒙医温针既能体现出宏观性和整体性，又能符合现代分子生物技术的微观性和针对性。

蒙医甚至很早就开始研究癌症。在蒙医古籍文献中有许多关于癌症、肿瘤的相关记载和论述。蒙医古籍中主要将癌症、肿瘤以如下几种蒙医病症的方式记载。

**一种是宝如病。**蒙医经典古籍《蒙医药选编》载：本病由巴达干、血、希拉、赫依四因及黄水等集聚而成，又称聚合病。引发宝如病的外因分为寒热两种，肝、血受损，多食辛酸味热性饮食等热性外因作用于人体，在肝内精华不消，恶血和黄水增多，与巴达干、希拉、赫依聚合而成，在热性外因作用下始发于肝脏；多食不易消化、非习惯性饮食等寒性外因作用于人体，胃内食物消化不良，巴达干黏痰增多、清浊升华不全，恶血泛滥入胃肠，在寒性外因作用下始发于胃肠（此文中热性宝如病即指肝恶性肿瘤，寒性宝如病即指胃及大小肠恶性肿瘤）。治疗以调和三根，清除余热，视宝如类型、部位、时期对症治疗，同时针对类型、部位和轻重可行放血、温针、按摩、药浴等疗法。

**另一种是痞病。**蒙医经典古籍《蒙医金匮》将此类疾病命名为"博特格"，《四部甘露—甘露庆宴》中提到：痞，即体内瘀集聚结之病。此系由瘤疾之果类瘀积型瘤疾所引起的慢性病。因消化不良、巴达干、血、赫依、黄水、虫等相搏而引发本病。可发病于人体任何器官。腹腔、皮肌间的痞称为外痞；紧贴脏腑表面的痞称为间生痞；脏腑内或紧贴内腔的痞称为内痞。痞病可发生于人体任何部位，但肺、心、膈、肝、脾、肾、胆、胃、大肠、小肠、膀胱、子宫、血脉、白脉、肌肉等部位较为多见。就本病而言，痞病性质属于寒症范畴，但随发病部位、患者体质特性、年龄、患病季节、患者住宿环境、生活习惯、发病的缓急、病势及痞病本源不同，此病可以六基症之任何一种为主的合并或聚合形式表现出来，故各种痞病之特性也不尽相同。按其根源、性质、形态、病情等特征，可分为移动或非移动型、渗漏和非渗漏型、硬和软、大与小、单发与多发、恶性与良性等。治疗一般在调胃火的前提下，以对症使用不同的峻性剂疗法为原则，同时针对病因、结合病情予以破痞、化痞为宗旨。痞穴是在位于剑突穴直下1寸处，左右两侧各1寸处，并列存在三穴。可行温针针刺或施灸，治疗剑突痞、胃痞等。

虽然蒙医的疗法多种多样，但是有一些疗法也不是所有个体都能接受的。比如，一些人的疼痛忍耐度较低，那他们在面对蒙医的针刺、放血等有创伤性的疗法时就会比较抵触；再比如，一些人对苦涩的味道很难接受，那他们在喝一些蒙药中的面药时就不配合。这些因素都可能导致最佳治疗方法无法得到使用，从而导致治愈的时间较长或者病情更加恶化。所以如上节所说，在这个环节笔者建议蒙医临床医师与患者共同决定治疗方案。但是如果不用上述的疗法就会导致更严重的后果时，医师也应坚持自己的治疗方案，并及时把可能的后果告诉患者。此外我们发现，这个阶段的共同决策似乎尤其适用于慢性疾病的管理。慢性疾病的患者能否坚持治疗与健康的生活方式起到了关键的作用，因此应与医师共同决定哪些事情可做或愿意做，以做好自身的健康管理。当医师提出"有条件的建议"，或虽然医师强烈建议，但归根结底还需患者执行的情况下，患者的参与就显得尤为必要。一些研究表明共享决策等参与性交流十分有助于患者坚持治疗，获得积极的结果。

行为科学研究表明参与决策与坚持承诺之间存在关联性，这进一步证明了上述观点。例如，根据计划行为之理论，人类行为受到三种考虑事项的引导：对特定行为的积极或消极的态度，这是由对可能的结果的信念或其他行为属性的信念（行为信念）决定的；感知到的社会压力或主观规范，这是由有关其他人员的规范预期的信念（规范信念）决定的；以及感知的行为控制，这是由有关可能促进或影响行为表现的因素的信念（控制信念）引起的。这三个元素共同产生了行为意图，被视为是行为的前提。行为信念尤其是由在个人思考某个行为的可能后果情况下形成的。例如：考虑到只要不在意大利面中放调味汁，就不会影响我的糖尿病（行为信念），这会促使我吃下超出医师建议的食量（进而严重损害我的健康）。这个例子表明，对周围"世界"的知识对行为信念的形成起到了重要作用。因此，或许你的决心大小取决于个人所接收的信息的多少以及信息的质量如何。事实上，其他研究表明，如果自我设定目标，或者做好目标分配，那么某项工作执行的质量将会有所提高，但在后者情况下，需要进行相关的信息交流与沟通。在医疗问题的具体案例中，有关疾病以及可缓解疾病或加剧疾病的行为的知识通常是在与医疗专家（医师、其他医疗人员）互动过程了解到的。因此，医疗接触过程中信息交流的质量似乎对实现医疗目标而言，尤其是对治疗而言，非常关键。这就好像一环扣一扣，良好的信息交流的质量将决定是否能准确地找到病因，进而得到及时并带有针对性的治疗。

### 4. 检验疗效

在实施治疗方案之后，检验治疗效果是临床推理的第四个环节。疗效检验的手段与把握病症的手段差不多，其目的是，实施治疗之后，检测一下有关病症是否减轻或消失。如果消失或减轻了，那表明前三个环节所做的工作极有可能正确。这里之所以带有模态词"极有可能"，是因为临床推理不是一种必然推理，而是一种或然推理。作为一种因果关系，因症关系本来就很复杂，一个人的病情发展常常是一个动态更新过程。如果病症没有消失甚至加重了，那就有几种可能：其一，患者病情已无药可治；其二，没有准确全面地把握病症；其三，没有查明导致病症的真正原因；其四，治疗方案可能不当。假如属于第一种情形，那就给患者下病危通知书。但假如属于后三种情形，我们就需要重新回到第一个环节，重新走一次临床推理的程序。这也充分展现了临床推理的动态性和非单调性特征。

通过对蒙医临床医师进行医疗会诊时的观察，我们发现触诊中的按压手法被常常拿来当作一种检验疗效的手法。很多人认为触诊可能就是号脉，通过脉象来识别或验证可能的病症。其实触诊中还包括按压手法，这种方法在各个阶段都有应用。最直观的感受是，按压手法常常被用作一种检验的手段，不仅包括检验疗效，还可在把握病症和查明病因时被用来检验医师的可能性判断。例如，在把握病症阶段，蒙医医师在会诊的后期会让患者躺到床上，通过按压和询问按压处是否疼痛或者有异样来验证自己的假设或是排除一些不相关可能性。

上面也提到，如果哪个阶段错了，就要推倒并重新进行蒙医临床推理的过程。这也表明蒙医临床推理是一种可废止推理。任何阶段都可以废弃之前的推理，进行新的推理。这一点在蒙医临床推理中也非常重要。

当然，在临床推理过程中也可能出现一系列的错误，这些错误能被改正，但是大家往往不知道自己已经在犯错误。所以再来说说临床推理上出现的一些错误类型。

**（1）锚定错误**

锚定是指在临床推理过程中，医师经常会有过早的在患者的报告中锁定其突出特点的倾向，并且在以后的检查信息中未能调整这一初步印象。

**（2）探知偏差**

探知偏差是指当一个医师的思想是由先前的假设和先入为主的观念所组成时。例如，一些年轻医师对老年人会有呆滞和刻板的印象，并由此产生歧视。

**（3）确认偏差**

确认偏差是指临床医师需要去寻找一个确切的证据去支持自己的观点，而并非寻找一个不成立的证据去反驳的倾向，尽管后者往往更具有说服力和权威性。

**（4）诊断趋势**

诊断趋势是指医师一旦将一个标签附属到患者身上，就会变得越来越黏性于这个标签。从开始就会带有一定的指向性，并收集更多的信息或者线索来支持它，直到它成为明确的，然后将其他的可能性排除在外。

**（5）本性错误**

基本属性错误是指医师倾向于评判和指责患者因为某些外在因素导致疾病的产生，而并非通过负责任的态度检查患者当前的情况（情境因素）。精神病患者、弱势群体和其他被边缘化的群体往往是这个错误的风险倾向者。

**（6）自信偏差**

自信偏差是指医师倾向于相信他们经验足够丰富，而不做一些必要的检查。过度自信的行为反映在信息不完整、相信直觉和预感。他们往往过于自信导致没有仔细收集一些线索。这个错误经常会通过锚定增强。

**（7）过早闭合**

过早闭合是指医师在决策过程中倾向于过早地闭合他们思维的过程，在结果没有被充分验证之前就提出某种诊断。这个错误在漏诊中占绝大的比例。

**（8）精神错乱**

精神错乱是指精神病患者特别容易受到临床推理的误导，特别是基本属性错误，而且在共同的病态条件下极易被忽视。例如，这种错误的情形往往导致一些其他的病症（如缺氧、电解质紊乱、头部受伤等）中被误诊为精神疾病。

**（9）解构原则**

解构原则是指医师未能收集所有相关的线索就建立一个鉴别诊断，这可能会导致显著的可能性被错过。随着收到一种疾病更多准确的描述，更相似的事件被判定存在。如果患者的病史不充分，可能会有不特定的可能性。

当上面这些临床推理中的错误在蒙医临床推理中出现时，就需要从第一环节重新进行推理，所以蒙医临床推理的四个环节（如图4-1所示）是这样的。

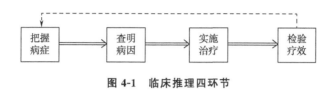

图4-1 临床推理四环节

# 第二节 蒙医诊断过程图解

把握病症和查明病因是蒙医临床推理最重要的两个环节，这两个阶段的正确与否是患者能否痊愈的重要因素。其实这两个阶段就是蒙医临床医师对患者进行诊断的过程，所以探明蒙医诊断过程是十分必要的。本节将从蒙医的经典病例入手进行分析，结合前文，总结出蒙医诊断推理过程。

## 一、经典病例分析

头晕是指患者自觉头晕眼花，视物旋转翻覆，常伴有恶心呕吐，出汗等症状。轻者，闭目即止，一阵而过；重者，如坐舟车，旋转不安，不能站立，甚则晕倒。这种症状相当于西医学的内耳性眩晕、脑动脉硬化、高血压病、贫血、神经衰弱、颈椎病以及脑部各种疾病中以眩晕为主要表现者。

临床中，西医诊断头晕症主要以寻找其病因为主，过程较复杂而需要大量的辅助检查资料。而蒙医诊断头晕症主要以辨证为主，相对过程简单而不一定需要太多辅助检查资料。蒙医主要对头晕患者进行望、问、触诊等检查，根据三根七素理论，很快推断出赫依性头晕、希拉性头晕、巴达干性头晕等基本诊断，并开始治疗。三种类型的头晕在蒙医临床三诊中会产生如下症状。

第一，赫依偏盛型头晕的病症表现有：（1）精神欠佳；（2）脸色及眼眶发黑；

（3）舌苔薄白；（4）尿色淡青、清澈、泡沫大；（5）头晕；（6）目眩；（7）耳鸣；（8）失眠；（9）心悸；（10）动则头晕加重；（11）脉象空、芤。其中，病症（1）～（4）需要借助望诊来把握，（5）～（10）需要借助问诊，而（11）则需要借助触诊。

第二，希拉偏盛型头晕的病症表现有：（1）精神尚可；（2）体形偏胖；（3）脸面部及眼睛发红；（4）舌苔淡黄；（5）尿呈色黄；（6）头晕；（7）头痛；（8）口苦；（9）颜面发热；（10）恼怒时病势加重；（11）脉象细、数。其中，（1）～（5）通过望诊把握，（6）～（10）通过问诊把握，（11）通过触诊把握。

第三，巴达干偏盛型头晕的病症表现有：（1）精神一般；（2）脸色发白及浮肿；（3）舌质厚、苔白、黏软；（4）尿色和味淡、少气、泡沫粘连；（5）头晕而沉重；（6）口涩；（7）遇寒则病势加重；（8）脉象沉、迟。其中，（1）～（4）通过望诊把握，（5）～（7）通过问诊把握，（8）通过触诊把握。

有的蒙医医师还经常对头晕症等病采取边治疗边进一步诊断的方法，类似于蒙医和西医的诊断方法结合。首先用蒙医望、问、触诊等方法，诊断出赫依性头晕或希拉性头晕或巴达干性头晕等，就开始治疗。同时也给患者做一些血液化验、X线、CT检查等，进一步寻找出现头晕症状的确切原因，完善他们的治疗方案，保证临床实效。让我们来看一个蒙医临床中的案例。

额某，男，50岁，因头晕、耳鸣，恶心呕吐，失眠，卧床不敢睁眼、转头而就诊。症见面色苍白，体倦神疲，四肢厥冷；舌苔白；尿色青，泡沫多；脉空。查体：心率70次/分，血压150/90mmHg，眼震（＋）。蒙医诊断为赫依偏盛性头晕。治以镇赫依，通脉为原则。服用三十五味沉香散、五味小茴香汤，同时将二十五味阿魏丸用羊汤送服；温针灸顶会穴、赫依穴。治疗一周后患者头晕症状改善，无明显恶心欲吐感。经三周治疗后患者头晕症状基本消失。

此病例是采访患者的主治医生萨仁图雅主任医师（内蒙古医科大学附属医院蒙医科），并随访该患者额某，在蒙医治疗期间做了相关化验及仪器检查，西医诊断为梅尼埃病（内耳性眩晕）。

让我们再来看看这个例子，一位患者来就诊说自己头晕。毫无疑问，头晕是病症之一，且是患者此时最清楚的病症。首先，有果必有因，即头晕一定有其病因。在蒙医临床医师看来，头晕一定是人体内失去平衡所致。其次，头晕或者是赫依、希拉或巴达干偏盛所致。再者，找出能够导致病症的最佳病因。医师通过望、问、触三诊进一步把握更多病症，排除不可能病因，锚定最可能病因。也就是要支持病症的正反两方面原因进行考查。比如，通过望诊，发现患者尿呈黄色，那就可以排除赫依偏盛的可能；通过触诊，发现患者脉象沉迟，那么可以暂且排除巴达干偏盛的可能。那么，此时我们能否基于析取推理之否定式必然推导出该患者希拉偏盛呢？不行。一方面，医师一般还需要进一步通过三诊把握更多病症，以确证其病因诊断假说；另一方面，如前所述，病因导致病症不仅是一个由量变到质变的过程，而且还存在多因一症关系。因此，从理论上讲，头晕也可能是赫依、希拉和巴达干中任何两种偏盛共同导致的结果。而且根据蒙医基础理论，至多是两种。此外，病理理论只是经验总结，这些理论知识本身具有开放性与动态更新性。

## 二、蒙医诊断图示

上述例子是蒙医临床中很经典的一种案例，我们结合大量的实证及前文的分析内容，总结出蒙医诊断推理的过程及图解。

蒙医诊断推理的过程可以分为三个阶段。

### （一）寻因阶段

这个阶段类似回溯推理的过程。根据患者已知病症 p，寻找可能出现该病症的病因 C。P 为不为空集的病症集合，是根据患者当时产生情况而定，可能为一种，也可能为多种（最多 2~3 种）。这里一种与多种的划分是由病因所致，因果关系中的一因一果情况，即一种病因导致单一病症，当然这种情况极为少见；多因多果情况，即多种病因导致复合病症；一因多果情况，即一种病因导致复合病症，这种情况最为常见。这里所说的病症种类一般为极为明显的简单病症，是医师可直接观察到或是患者可直接描述出（表达出）的病症，例如：头晕、咳嗽、发热等。这一阶段的过程往往是从三个方向去寻找，即赫依方向、希拉方向和巴达干方向。因为蒙医基础理论中蒙医医师从整体观出发，宏观地把健康的人看作平衡有机整体，如果人出现各种病症，一定是内部的平衡被打破，而人体内部的平衡的依据就是蒙医的"三根"理论。这三根是维系人体内部平衡的能量，它们是看不到、摸不着的能量，并非某种物质，所以我们不可能提取出来。当蒙医医师看到患者的某一种或多种病症时，想到的就是由于三根中一根偏盛或缺少所致，所以病因 C 会存在针对三根的三种情况存在，即 $C_1$、$C_2$ 和 $C_3$。如先前病例，患者有主要病症 P 为头晕，根据蒙医基础理论，赫依偏盛 $C_1$、希拉偏盛 $C_2$、巴达干偏盛 $C_3$ 都可导致头晕。这就是蒙医诊断推理的第一阶段。那么具体是哪种病因呢，我们来看二三阶段。

### （二）析症阶段

这个阶段旨在为以上三种类型的病因提供更多的证据支持，当然这里不侧重于任何类型，而收集并分析所有的病症。收集分析的过程也分为三个方向，即蒙医的"望""问""触"三诊。蒙医学诊断疾病时，运用"望、问、触"三种基本方法，来观察和搜集患者的体征及症状，作为判断疾病的资料。"三诊"之间必须紧密地配合起来，进行多方面的观察和了解，同时对发病的内因外因、外缘（外因）、地点、季节时令等主客观两方面的资料，结合即时遇到的情况，进行综合分析，做出具体的诊断。现代蒙医在诊断疾病时，首先从整体观理论加以考虑，运用"三诊"，进行严谨的检查，然后将所得的材料，按"诊断＋要点"的要求，加以分析。我们还是接着上述病例，这里的规则还是蒙医三诊的基础理论。这里是三种头晕进行"三诊"时可能产生的所有的症状，当然患者不一定产生所有上述症状，所以蒙医医师就要根据患者的病症逐条进行分析。赫依偏盛性头晕 $C_1$ 通过望诊的所有症状 $p_1$、问诊的所有症状 $p_2$、触诊的所有症状 $p_3$ 进行分析和验证；希拉偏盛性头晕 $C_2$ 通过对望诊中的所有症状 $p_1'$、问诊的所有症状 $p_2'$、触诊的所有症状 $p_3'$ 进行分析和验证；巴达干偏盛性头晕 $C_3$ 通过望诊的所有症状 $p_1''$、问诊的所有症状 $p_2''$、触诊的所有症状 $p_3''$ 进行分析和验证。当其中任意一诊中患者不存在该种病症或者病症不相符合时，则画上"×"来表示该类型诊断无法支持该病因，即该病因会出现的病症并没有出现或出现的病症存在差异。这样，该类型病因的可能性会降低。这就是蒙医诊断推理的第二阶段。

### （三）权衡阶段

通过第一阶段和第二阶段的分析，我们现在只需要将所分析出的内容进行权衡并最终确诊。而权衡它们的关键是看通过三诊哪种类型的头晕获得了更多的支持。希拉偏盛性头晕 $C_2$ 比巴达干偏盛性头晕 $C_3$ 获得更多支持，所以 $C_2$ 的可能性要大于 $C_3$ 的可能性；赫依偏盛性头晕 $C_1$ 获得了最多的支持，所以它的可能性要大于 $C_2$ 和 $C_3$。这个阶段可能比较相似于协同推理中的权衡推理。最终我们确诊该患者为赫依偏盛性头晕 $C_1$。此等这三个阶段为蒙医诊断的推理过程，它的图解如图 4-2 所示。

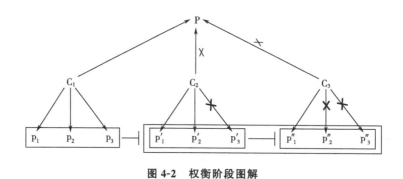

**图4-2　权衡阶段图解**

这里还需说明一点，$C_2$ 和 $C_3$ 旁边的×表示最终该种类型病因是导致病症 P 的可能性较低。

# 参考文献

**中文文献：**

[1] 阿古拉．蒙医药学［M］．呼和浩特：内蒙古教育出版社，2010：1-2.

[2] 色·哈斯巴根，张淑兰．生命的长调：蒙医［M］．桂林：广西师范大学出版社，2008：67.

[3] 胡斯力，郑泽民．蒙医志略［M］．呼和浩特：远方出版社，2007：23-24.

[4] 马克思．马克思恩格斯选集第三卷［M］．北京：人民出版社，1976：467.

[5] 和尔伦巴特尔．蒙古族骨伤学［M］．呼和浩特：内蒙古人民出版社，2013：35.

[6] 韩涛高．科尔沁包氏蒙医整骨世家传奇［M］．呼和浩特：内蒙古人民出版社，2005：79.

[7] 曲黎敏．争议与传统文化［M］．北京：人民卫生出版社，2005：55-56.

[8] 包占宏．科尔沁包氏祖传蒙医整骨按摩术［M］．呼和浩特：远方出版社，1996：22.

[9] 陈如泉．中西医结合方法学［M］．北京：中国医药科技出版社，1997：21.

[10] 吴义生．系统科学概论［M］．北京：中共中央党校函授学院，1992：62.

[11] W.C.丹皮尔．科学史及其与哲学和宗教的关系［M］．李珩，译．北京：商务印书馆，1975：77.

[12] 黄建平．祖国医学方法论［M］．长沙：湖南人民出版社，1979：112.

[13] 陈可翼．中国传统医学发展的理性思考［M］．北京：人民卫生出版社，1997：101-102.

[14] 奇太宝．蒙古医药诊治研究与临床应用［M］．乌鲁木齐：新疆科学技术出版社，2003：214.

[15] 刘长林．内经的哲学和中医学的方法［M］．北京：科学出版社，1985：37.

[16] 阿古拉．蒙医传统疗法［M］．呼和浩特：内蒙古教育出版社，2012：99.

[17] 韩涛高，都嘎尔．神奇的蒙医传统正骨［M］．呼和浩特：内蒙古人民出版社，2011：131-132.

[18] 李匡武．西方逻辑学史［M］．上海：上海人民出版社，1985：65-66.

[19] 李志凯．形式逻辑基础［M］．上海：复旦大学出版社，1983：98.

[20] 于军．"人类基因组计划"回顾与展望：从基因组生物学到精准医学［J］．自然杂志，2013，35（5）：326-31.

[21] 杨焕明．奥巴马版"精准医学"的"精准"解读［J］．中国医药生物技术，2015（03）：193-195.

[22] 薄音湖．蒙古学百科全书·古代史卷［M］．呼和浩特：内蒙古人民出版社，2007：7-9.

[23] 黄帝内经素问［M］．北京：人民卫生出版社，1963：81.

[24] 林幹．匈奴史［M］．呼和浩特：内蒙古人民出版社，1977：151.

[25] 拉施特（波斯）．史集，第一卷［M］．北京：商务印书馆，1983：201.

[26] 甄志亚，傅维康．中国医学史［M］．上海：上海科技出版社，1984：5.

[27] 张厚墉．关于内蒙古地区医学史中几个问题的考察［J］．陕西中医学院学报，1979（3）：45.

[28] 内蒙古包头市阿善遗址发掘简报．论文选集［J］．内蒙古社会科学院，1984：115-142.

[29] 博·阿古拉，萨仁图雅．蒙古族原始萨满医术考［J］．中华医史杂志，1999，29（1）：56.

[30] 苏日巴达拉哈．蒙古族族源新考［M］．北京：民族出版社，1986：118.

[31] 新元史·赵匣剌传［M］．中华书局，第63卷.

[32] 叶新民，薄音湖，宝日吉根．简明古代蒙古史［M］．呼和浩特：内蒙古大学出版社，1990：77.

[33] 巴·吉格木德．蒙古医学简史［M］．呼和浩特：内蒙古教育出版社，1997：64，120.

[34] 和尔伦巴特尔．蒙古族骨伤学［M］．呼和浩特：内蒙古人民出版社，2013：3-4.

[35] 忽思慧．饮膳正要（线装本）［M］，1330.

[36] 宝龙，王晓华．蒙医学家罗布桑丹森扎拉仓医学学术思想［J］．中国蒙医药杂志，2013，8（8）：14-18.

[37] 宝音图，安宫布，王高娃．著名蒙医药学家伊希巴拉珠尔及其学术成果述评—纪念著名五明学家伊希巴拉珠尔

诞辰 300 周年 [J]. 内蒙古民族大学学报，2004：5.

[38] 策·苏荣扎布. 蒙古学百科全书·医学卷 [M]. 呼和浩特：内蒙古人民出版社，2012：85；98；147；342.

[39] 苏日雅. 蒙医伊希巴拉珠尔及《甘露四部》[J]. 中华医史杂志，2004，2（34）：97-98.

[40] 巴·吉格木德. 蒙医学古典著作考略 [J]. 中国医药学报：1988，1（3）：33-34.

[41] 包哈申. 占布拉道尔吉与《蒙药正典》研究 [M]. 呼和浩特：内蒙古教育出版社，2012：3-8.

[42] 宝音图，陈良，哈斯额尔敦. 著名蒙医药学家龙日格丹达尔生平考 [J]. 中华医史杂志，2003，1（33）：36-37.

[43] 宝音图，哈斯额尔敦. 蒙医学家龙日格丹达尔生平及其著作 [J]. 内蒙古民族大学学报，2003，1（13）：38-42.

[44] 阿古拉，包散丹. 历代蒙医药学家的著作及学术思想的特点 [J]. 中国民族医药杂志，1999，12（5）增刊：170.

[45] 韩九林，包哈申.《哲对宁诺尔》方剂数目统计研究 [J]. 中国民族医药杂志，2016，（5）：33.

[46] 包英霞，包哈申. 蒙医经验著作《珠如道喜勒》[J]. 中国蒙医药杂志，2014.7（9）：23-28.

[47] 却扎木苏. 奇异庆宴宝藏 [M]. 赤峰：内蒙古科学技术出版社，2016：41-42.

[48] 贡·巴达拉夫. 国医大师—苏荣扎布 [M]. 呼和浩特：内蒙古人民出版社，2009：107-112.

[49] 崔箭，唐丽. 中国少数民族传统医学概论 [M]. 北京：中央民族大学出版社，2016：88，103.

[50] 胡适. 中国哲学史大纲 [M]. 商务印书馆，2011：81.

[51] 陶·苏和，喜霞，娜仁其其格，等. 简述蒙医基础理论的形成 [J]. 中国民族医药杂志，1998.3（4）：8.

[52] 策·苏荣扎布. 蒙古学百科全书·医学卷 [M]. 呼和浩特：内蒙古人民出版社，2012：229；345.

[53] 阿古拉. 蒙医药学 [M]. 呼和浩特：内蒙古教育出版社，2010：30-31.

[54] 宝龙，王晓华. 蒙医学对病因的认识特点探析 [J]. 中国中医基础医学杂志，2012.12（18）：1325-1326.

[55] 其布格扎布，包苏布道. 略论蒙医基础理论研究 [J]. 中国民族医药杂志，2011.8：66.

[56] 萨木嘎，包晓华，乌力吉巴托. 试述蒙医基础理论的基本特点 [J]. 中国民族医药杂志，1998.9增刊（4）：7.

[57] 都格尔. 蒙医理论的系统自然观 [J]. 中国民族医药杂志，2007，13（9）：4-5；30.

[58] 胡斯力，郑泽民. 蒙医志略 [M]. 呼和浩特：远方出版社，2007：98；103-104.

[59] 杨义明. 临床推理—现代观与教学应用 [M]. 台北：台湾爱思唯尔，2017：4.

[60] 陈妍. 浅析演绎逻辑与归纳逻辑的关系 [J]. 大众文艺，2017：1-3.

[61] 熊明辉. 逻辑学的演进 [J]. 新华文摘，2016（15）：38-39.

[62] 熊立文. 归纳逻辑的现代发展 [J]. 北京航空航天大学学报（社会科学版），2000（2）：45-47.

[63] 马玉珂. 西方逻辑史 [M]. 中国人民大学出版社，1985：230-239；292-294.

[64] 陈晓平. 评弥尔的因果理论 [J]. 科学哲学，2008：1-5.

[65] 马克思恩格斯选集（第四卷）[M]. 北京：人民出版社，1995：336.

[66] 邱仁宗. "计算机诊断"和临床推理 [J]. 医学与哲学，1984（3）：5-12；59.

[67] 骆迎秀. 皮尔斯溯因推理探析 [J]. 内蒙古农业大学学报（社会科学版），2007：5（9）：239-241.

[68] 刘建平. 试论科学发现的溯因模式 [J]. 河北软件职业技术学院学报，2001，3（2）：25-28.

[69] 邱仁宗. 临床推理的逻辑 [J]. 哲学研究，1984（2）：51-57.

[70] 晋荣东. 权衡论证的结构与图解 [J]. 逻辑学研究，2016，9（3）：3-24.

[71] 白清云. 中国医学百科全书·蒙医学 [M]. 上海：上海科学技术出版社，1992：21.

[72] 策·苏荣扎布. 蒙古学百科全书·医学卷 [M]. 呼和浩特：内蒙古人民出版社，2012：270；25；26；352.

[73] 宝龙. 蒙医与中医脉诊技术比较研究 [J]. 辽宁中医杂志，2008，10（35）：1485-1586.

[74] 苏和毕力格. 蒙古医学经典丛书·基础学 [M]. 呼和浩特：内蒙古人民出版社，1999：122.

[75] 额尔敦陶克套. 蒙古族传统理论思维 [M]. 呼和浩特：内蒙古人民出版社，2004：194-195.

[76] 博·阿古拉. 关于蒙医学现代化的几点思考 [J]. 中国民族民间医药杂志，2002（05）：253-255；310.

[77] 白长喜. 关于蒙医药现代化研究的思路和方法 [J]. 中国民族医药杂志，2010，16（07）：14-16.

［78］亦邻真（复原）. 元朝秘史（畏吾体蒙古文）［M］. 呼和浩特：内蒙古大学出版社，1987：124；172.

［79］孙红晟. 苏武"自刺"后是如何急救的？［J］. 文史知识，1983（11）：9-120.

［80］熊明辉. 逻辑学导论［M］. 上海：复旦大学出版社，2011：14-15.

［81］元史·谢仲温传. 中华书局［M］，1976，56卷.

［82］董红克. 浅析逻辑与归纳的关系［J］. 华北水利水电学院学报，2010：3-6.

**蒙文文献：**

［1］宇妥·元丹贡布. 四部医典（蒙文版）［M］. 呼和浩特：内蒙古人民出版社，1977：72.

［2］第司·桑结嘉错. 蓝琉璃（蒙文版）［M］. 呼和浩特：内蒙古人民出版社，1987：155.

［3］巴·吉格木德. 蒙医简史（蒙文版）［M］. 赤峰：内蒙古科学技术出版社，1985：35-36.

［4］萨茹拉. 库伦安代史论（蒙文版）［M］. 呼伦贝尔：内蒙古文化出版社，2012：278-279.

［5］奇克其，得吉德，巴特尔. 安代（蒙文版）［M］，呼和浩特：内蒙古人民出版社出版，1984：25-3.

［6］博·阿古拉. 蒙医传统疗法大成（蒙文版）［M］. 赤峰：内蒙古科学技术出版社，2003：454.

［7］巴·吉格木德. 蒙医学史（蒙文版）［M］. 赤峰：内蒙古科学技术出版社，2002：72-73.

［8］包金山，哈森. 祖传正骨（蒙文版）［M］ 呼和浩特：内蒙古人民出版社，1984：2.

［9］博·阿古拉. 蒙医"道木那忽"疗法（蒙文版）［M］. 赤峰：内蒙古科学技术出版社，1990：39-41.

［10］和尔伦巴特尔. 蒙古族骨伤学（蒙文版）［M］. 呼和浩特：内蒙古人民出版社，2013：3-4.

［11］杨布仁，敖特根毕力格，王小琴. 松巴堪·益希班觉自传（蒙文版）［M］，呼和浩特：蒙古人民出版社，2015：4-5.

［12］松巴堪布·益希班觉. 甘露四部（蒙文版）［M］. 呼和浩特：内蒙古人民出版社，2014：407-415.

［13］博·阿古拉. 蒙医传统疗法学（蒙文版）［M］. 呼和浩特：内蒙古大学出版社，2011：5-9.

［14］博·阿古拉. 关于蒙医学历史发展（蒙文版）［J］. 内蒙古师范大学学报，1986（1）：1-7.

［15］巴·吉格木德. 蒙医基础理论（蒙文版）［M］. 呼和浩特：内蒙古大学出版社，2014：9-10.

［16］巴·吉格木德. 蒙医医史与文献研究（蒙文版）［M］. 沈阳：辽宁民族出版社，2004：270-275.

［17］包哈申，娜仁朝克图. 《蒙医秘诀方海》研究（蒙文版）［M］. 赤峰：内蒙古科学技术出版社，2015：3-4.

［18］琪格其图. 蒙医各家学说（蒙文版）［M］. 呼和浩特：内蒙古人民出版社，2008：58-59.

［19］孟根花. 伊希丹津旺吉拉《珊瑚验方》（蒙文版）译者考［J］. 内蒙古社会科学，2009（4）：123-126.

［20］哈申，《蒙医古籍文献》（蒙文版）［M］. 赤峰：内蒙古科学技术出版社，2015：299-300.

［21］琪格其图. 现代蒙医学（蒙文版）［M］. 沈阳：辽宁民族出版社，2005：19-20.

［22］宝音图. 蒙古文化研究·医学卷中册（蒙文版）［M］. 呼和浩特：内蒙古教育出版社，2003：278-279.

［23］松巴堪布·益希班觉. 甘露四部（蒙文版）［M］. 呼和浩特：内蒙古人民出版社，2014：458.

［24］博·阿古拉. 关于蒙医药学文化底蕴与学科特色的思考（蒙文版）［J］. 内蒙古医科大学学报，2012：3-5.

［25］萨仁图雅. 李额尔敦毕力格医案（蒙文版）［M］. 赤峰：内蒙古科学技术出版社，2012：16-18.

［26］琪格其图. 现代蒙医学（蒙文版）［M］. 沈阳：辽宁民族出版社，2005：149-150.

［27］策·苏荣扎布. 蒙医临床学（蒙文版）［M］. 呼和浩特：内蒙古人民出版社，1999：84-85.

［28］松巴堪布·益希班觉. 甘露四部（蒙文版）［M］. 呼和浩特：内蒙古人民出版社，2014：71-72.

**英文文献：**

［1］Si L G，Wang Y H，Wuyun G，et al. The effect of Mongolian Medical Acupuncture on Cytokines and Neurotransmitters in the Brain Tissue of Insomniac Rats［J］. European Journal of Integrative Medicine. 2015，7（5）：92-498.

［2］Douglas N. Walton，Abductive Reasoning［M］. rsity of Alabama Press，2004：49.

［3］Jerome Groopman，How doctors think［M］. Mariner books，2007：62.

［4］Norman G. Research in clinical reasoning：past history and current trends［J］. Medical Education，2005：1-7.

［5］Clinical Reasoning，School of Nursing and Midwifery Faculty of Health［J］. University of Newcastle，2009：1-5.

［6］ Lisa M, Jodene N, Clinical Reasoning: What is it and why should I care? ［J］., CAOT Publications ACE Ottawa, On, Canada, 2003: 6-12.

［7］ Nuno R, Coleman, K, Bengoa, R, et al. Integrated care for chronic conditions: the contribution of the ICCC Framework ［J］. Health Policy, 2012, 105 (1): 55-64.

［8］ Sarah Bigi. Communicating (with) Care ［M］. IOS Press, Amsterdam, 2016: 3-15.

［9］ Parsons T. The social system ［M］. London: Routledge and Kegan, 1951: 2-7.

［10］ Balint M. The doctor, his patient and the illness ［M］. Oxford, England: International Universities Press, 1957: 101-102.

［11］ Engel G L. The clinical application of the biopsychosocial model ［J］. The American Journal of Psychiatry, 1980: 137, 535-544.

［12］ Epstein R M, Street R L. Shared mind: communication, decision making, and autonomy in serious illness ［J］. Annals of Family Medicine, 2011: 9, 454-461.

［13］ Emeren F V. In Context. Giving Contextualization its Rightful Place in the Study of Argumentation ［J］. Argumentation, 2011: 25, 141-161.

［14］ Sarangi, S. Activity types, discourse types and interactional hybridity: The case of genetic counselling. In S. Sarangi & M. Coulthard (Eds.), Discourse and social life. Harlow: Longman. 2000: 1-27.

［15］ Perelman, C. Pragmatic arguments ［M］. Philosophy, 1959: 34, 18-27.

［16］ Hsieh H F, Shannon S E. Three approaches to qualitative content analysis ［J］. Qualitative Health Research, 2005: 15, 1277-1288.

［17］ Locher, M. Advice Online: Advice-giving in an American Internet health column ［M］. Amsterdam: John Benjamins, 2006: 96-97.

［18］ Walton, D. How to make and defend a proposal in a deliberation dialogue. Artificial Intelligence and Law, 2007: 14, 177-239.

［19］ Krupat E, Bell R A, Kravitz R L, et al. When physicians and patients think alike: patient-centered beliefs and their impact on satisfaction and trust ［J］. The Journal of Family Practice, 2001: 50, 1057-1062.

［20］ Guyatt G H, Oxman A D, Vist G E, et al. GRADE: an emerging consensus on rating quality of evidence and strength of recommendations ［J］. BMJ (Clinical Research Ed.), 2008: 336, 924-926.

［21］ Ajzen I. The theory of planned behavior ［M］. Orgnizational Behavior and Human Decision Processes, 1991: 50, 179-211.

［22］ Locke E A, Latham G P. Building a practically useful theory of goal setting and task motivation. A 35-year odyssey ［J］. The American Psychologist, 2002: 57, 705-717.

［23］ Horovitz, Joseph, Law and Logic ［M］. Spring-Verlag, Wien New York, 1972: 124.

［24］ Nute, Donald, Defeasible Logic, O. Bartenstein et al. (Eds.): INAP 2001, LNAI 2543, Springer-Verlag, Berlin Heidelberg, 2003: 151-169.

［25］ J S Mill. A System of Logic: Ratiocinative and Inductive, Books I - III ［M］. Toronto and Buffalo: University of Toronto Press, 1973: 320, 569-571.

［26］ Peirce, C. S.. Collected Papers of Charles Sanders Peirce Vols1- 6. Cambridge, MA: Harvard University: 623.

［27］ Peirce, Charles S., Reasoning and the Logic of Things ［M］. Harvard University Press, 1992: 142.

［28］ Hanson, N. R. Patterns of Discovery ［M］. Cambridge: Cam bridge University Press. 1958: 85-89.

［29］ Preyer, Gerhard an d Diet er Mans. On Con temporary Developments in the Theory of Argumentation. ［M］. Protosociology. 1999: 12.

［30］ Harman, Gilbert. T he Inference to the Best Explanation. ［M］. Philosophical Review, 1965: 88-89.

［31］ Josephson J R, Josephson S G, Abductive inference: Computation, Philosophy, Technology. ［M］. New York, Cambridge University Press, 1994: 6, 14.

［32］ Blair J A, Johnson R, H. Conductive Argument: An Overlooked Type of Defeasible Reasoning ［M］, College Publications, 2011: 1-3, 8-10.

［33］ Wellman C. Challenge and Response: Justification in Ethics ［M］, IL: Southern Illinois University Press, 1971: 55-57.

# 附录一

### 表1 在内蒙古发掘的原始蒙医针刺或放血工具

| 针别<br>说明 | 石针 | 青铜砭针 I | 青铜砭针 II～IV | 骨针 |
|---|---|---|---|---|
| 发掘地点 | 内蒙古锡林郭勒盟多伦旗头道洼新石器遗址 | 内蒙古鄂尔多斯市达拉特旗树林召苏木 | 内蒙古鄂尔多斯市乌审旗东侧古战场遗址 | 内蒙古包头市东郊阿拉善遗址 |
| 针　长 | 4.5cm | 4.6cm | 4.6cm | 2.3～10.5cm |
| 针　数 | 1 | 1 | 3 | |
| 形　状 | 一端扁平，有半圆形刃，另一端呈锥形，中间手持处（腰部）为四棱形 | 一端扁平，有半圆形刃（刃部宽0.15cm），另一端呈锥形，中间手持处（腰部）为四棱形 | 由青铜制作的小针（三个）与小刀（三个）、镊子（两个）一起装在一个坛子里 | 骨针分圆形、扁形两种，多数针头有穿孔，亦有无空 |
| 考　究 | 被确认为新石器时代原始针刺工具 | 被确认为新石器时代青铜砭针 | 被确认为匈奴时期医师所用一套工具 | 被确认为新石器时代的骨器 |

### 表2 著名蒙医学家及其经典著作

| 蒙医学家 | 出生年代 | 出生地 | 主要蒙医学著作 |
|---|---|---|---|
| 罗布桑丹森扎拉仓 | 1639—1704 | 蒙古国赛音诺颜部 | 《医学本续诠释明灯》《疾病类型详解经全》《泻法、祛寒法及接骨法大全》《甘露溅滴》《二十五味方剂集》 |
| 伊希巴拉珠尔 | 1704—1788 | 青海省托里嘎查 | 《甘露四部》《认药白晶药鉴》 |
| 罗布桑楚勒特木 | 1740—1810 | 察哈尔正镶白旗 | 《认药学》《诊脉略法（诊脉概要）》《酥油及其药法》《天花疫苗及接种原理》《药物秘诀补遗经论》《乌努尔图制剂原理》《甘露九修法》《必须戒烟等讨论小品·开具缘慧眼》 |
| 阿旺罗布桑丹贝坚赞 | 1770—1845 | 内蒙古锡林郭勒盟苏尼特左旗 | 《普济方集》《医学诀窍目录义本明镜》《评酒毒》 |
| 占布拉却吉丹桑佛仁来 | 1789—1838 | 青海省洪江陶丽嘎查 | 《蒙医秘诀方海》 |

| 蒙医学家 | 出生年代 | 出生地 | 主要蒙医学著作 |
|---|---|---|---|
| 关布扎布 | 1789—1838 | 内蒙古锡林郭勒盟西乌珠穆沁旗 | 《必用诸品》《七珍丹》《蒙藏汉合璧方剂》 |
| 占布拉道尔吉 | 19世纪 | 内蒙古昭乌达盟奈曼旗 | 《美丽目饰（或蒙药正典）》 |
| 龙日格丹达尔 | 1842—1915 | 蒙古国赛音诺颜部 | 《诃子鬘》《尊胜金色诃子鬘》《四部医典注释-塔教得》《四部医典考源琉璃镜》 |
| 依希丹增王吉拉 | 1853—1906 | 察哈尔正镶白旗 | 《珊瑚验方》《医药诗154首》 |
| 罗布桑却丕勒 | 19世纪 | 蒙古国苏赫巴托省 | 《名词术语诠释水晶镜》《蒙医药学选编》 |
| 元旦 | 19世纪 | 蒙古国赛音诺颜部 | 《四部医典诀窍笔录明镜》 |
| 吉格木德丹增扎木苏 | 19—20世纪 | 内蒙古锡林郭勒盟苏尼特左旗 | 《观音之喜》《啐炼精金（放血、针灸治疗妙法）》 |
| 图布丹尼玛 | 1909—1955 | 内蒙古察哈尔和赫钦王苏鲁克旗 | 《珊瑚颈饰》 |
| 高喜 | 1886—1971 | 内蒙古昭乌达盟奈曼旗 | 《高医生配方经验》《锡林郭勒草原蒙药用植物》 |
| 拉布召尔 | 1890—1972 | 内蒙古昭乌达盟巴林右旗 | 《肝病治疗经验》 |
| 却扎木苏 | 19—20世纪 | 蒙古国 | 《奇异庆宴宝藏》 |
| 莫日根活佛·丹毕扎拉仓 | 19—20世纪 | 内蒙古乌拉特左旗 | 《方剂诗诀》 |
| 朵拉桑金巴 | 19—20世纪 | 布里亚特 | 《药物名词解说》 |
| 官布班智达 | 19—20世纪 | 内蒙古阿鲁科尔沁旗 | 《根本医典下石法》 |

**表3　中国旗县级以上蒙医医疗机构一览表**

| 名称 | 所在地 | 等级 | 成立时间 |
|---|---|---|---|
| 内蒙古国际蒙医医院 | 内蒙古呼和浩特市 | 三甲 | 2012 |
| 内蒙古医科大学附属蒙中医院 | 内蒙古呼和浩特市 | 基地 | 1990 |
| 呼和浩特市蒙医中医医院 | 内蒙古呼和浩特市 | 三甲 | 1962 |
| 阿拉善蒙医医院 | 内蒙古阿拉善盟 | 二甲 | 1999 |
| 阿拉善右旗蒙医医院 | 内蒙古阿拉善盟 | 一甲 | 1998 |
| 额济纳旗蒙医医院 | 内蒙古阿拉善盟 | 一甲 | 1983 |
| 鄂尔多斯市蒙医医院 | 内蒙古鄂尔多斯市 | 三乙 | 1979 |

| 名称 | 所在地 | 等级 | 成立时间 |
|---|---|---|---|
| 鄂托克旗蒙医综合医院 | 内蒙古鄂尔多斯市 | 二甲 | 1977 |
| 鄂托克前旗蒙医综合医院 | 内蒙古鄂尔多斯市 | 二乙 | 1987 |
| 杭锦旗蒙医医院 | 内蒙古鄂尔多斯市 | 二乙 | 1979 |
| 乌审旗蒙医医院 | 内蒙古鄂尔多斯市 | 二乙 | 1977 |
| 准格尔旗中蒙医院 | 内蒙古鄂尔多斯市 | 二乙 | 1981 |
| 伊金霍洛旗蒙中综合医院 | 内蒙古鄂尔多斯市 | 三乙 | 1981 |
| 乌海市蒙中医院 | 内蒙古乌海市 | 三乙 | 1987 |
| 包头市蒙中医院 | 内蒙古包头市 | 三甲 | 1988 |
| 达茂旗蒙医医院 | 内蒙古包头市 | 二乙 | 1951 |
| 巴彦淖尔市蒙医医院 | 内蒙古巴彦淖尔市 | 二甲 | 1961 |
| 乌拉特后旗蒙医医院 | 内蒙古巴彦淖尔市 | 一甲 | 1980 |
| 乌兰察布市蒙中医院 | 内蒙古乌兰察布市 | 三乙 | 2012 |
| 察右后旗蒙医医院 | 内蒙古乌兰察布市 | 二乙 | 1974 |
| 四子王旗蒙中医院 | 内蒙古乌兰察布市 | 二乙 | 2011 |
| 锡林郭勒盟蒙医医院 | 内蒙古锡林郭勒盟 | 三甲 | 1961 |
| 阿巴嘎旗蒙医医院 | 内蒙古锡林郭勒盟 | 二乙 | 1989 |
| 东乌珠穆沁蒙医医院 | 内蒙古锡林郭勒盟 | 二乙 | 1979 |
| 西乌珠穆沁蒙医医院 | 内蒙古锡林郭勒盟 | 二乙 | 1980 |
| 苏尼特右旗蒙医医院 | 内蒙古锡林郭勒盟 | 二乙 | 1978 |
| 苏尼特左旗蒙医医院 | 内蒙古锡林郭勒盟 | 二乙 | 1985 |
| 镶黄旗蒙医医院 | 内蒙古锡林郭勒盟 | 二乙 | 1962 |
| 正蓝旗蒙医医院 | 内蒙古锡林郭勒盟 | 二甲 | 1987 |
| 正镶白旗蒙医医院 | 内蒙古锡林郭勒盟 | 二乙 | 1978 |
| 二连浩特市蒙医中医医院 | 内蒙古锡林郭勒盟 | 二乙 | 2011 |
| 赤峰市蒙医中医医院 | 内蒙古赤峰市 | 二甲 | 1990 |
| 巴林右旗蒙医医院 | 内蒙古赤峰市 | 二甲 | 1979 |
| 阿鲁科尔沁旗蒙医医院 | 内蒙古赤峰市 | 二甲 | 1980 |
| 巴林左旗蒙医医院 | 内蒙古赤峰市 | 三乙 | 1991 |
| 克什克腾旗蒙医中医医院 | 内蒙古赤峰市 | 二甲 | 1979 |
| 宁城县蒙医中医医院 | 内蒙古赤峰市 | 三甲 | 1969 |
| 翁牛特旗中蒙医院 | 内蒙古赤峰市 | 二甲 | 1984 |

| 名称 | 所在地 | 等级 | 成立时间 |
|---|---|---|---|
| 喀喇沁旗蒙医中医医院 | 内蒙古赤峰市 | 二乙 | 1979 |
| 敖汉旗中蒙医院 | 内蒙古赤峰市 | 二甲 | 1984 |
| 林西县中蒙医院 | 内蒙古赤峰市 | 二甲 | 1980 |
| 内蒙古民族大学附属医院 | 内蒙古通辽市 | 三甲 | 1972 |
| 通辽市蒙医医院 | 内蒙古通辽市 | 二甲 | 1980 |
| 通辽市蒙医整骨医院 | 内蒙古通辽市 | 二甲 | 1976 |
| 霍林河市中蒙医院 | 内蒙古通辽市 | 二甲 | 1982 |
| 科尔沁左翼中旗蒙医医院 | 内蒙古通辽市 | 一甲 | 1980 |
| 库伦旗蒙医医院 | 内蒙古通辽市 | 二甲 | 1978 |
| 扎鲁特旗蒙医医院 | 内蒙古通辽市 | 二乙 | 1997 |
| 兴安盟蒙医医院 | 内蒙古兴安盟 | 三乙 | 1947 |
| 扎赉特旗蒙医医院 | 内蒙古兴安盟 | 二甲 | 1979 |
| 科尔沁右翼中旗蒙医医院 | 内蒙古兴安盟 | 三乙 | 1973 |
| 呼伦贝尔市蒙医医院 | 内蒙古呼伦贝尔市 | 二甲 | 1976 |
| 呼伦贝尔市中蒙医院 | 内蒙古呼伦贝尔市 | 三乙 | 1954 |
| 扎兰屯市中蒙医院 | 内蒙古呼伦贝尔市 | 三乙 | 1956 |
| 陈巴尔虎旗蒙医医院 | 内蒙古呼伦贝尔市 | 二乙 | 2008 |
| 鄂温克旗蒙医医院 | 内蒙古呼伦贝尔市 | 二甲 | 1983 |
| 新巴尔虎右旗蒙医医院 | 内蒙古呼伦贝尔市 | 二乙 | 1978 |
| 新巴尔虎左旗蒙医医院 | 内蒙古呼伦贝尔市 | 二乙 | 1978 |
| 辽宁省蒙医医院 | 辽宁省阜新市 | 二甲 | 1979 |
| 前郭县蒙医医院 | 吉林省松原市 | 三乙 | 1973 |
| 杜尔伯特蒙古族医院 | 黑龙江省大庆市 | 二乙 | 1997 |
| 新疆巴音郭楞州蒙医医院 | 新疆巴音郭楞州 | 二乙 | 1982 |
| 新疆博日塔拉州蒙医医院 | 新疆博日塔拉州 | 一甲 | 1985 |
| 新疆和布克赛尔县蒙医医院 | 新疆伊犁州 | 二甲 | 1980 |
| 新疆巴音郭楞州博湖县蒙医医院 | 新疆巴音郭楞州 | 二甲 | 1989 |
| 肃北县蒙医医院 | 甘肃省酒泉市 | 二乙 | 1996 |
| 青海省乌兰县蒙医医院 | 青海省海西州 | 二甲 | 1987 |
| 青海省海西州蒙藏医医院 | 青海省海西州 | 二甲 | 1978 |
| 青海省都兰县蒙藏医医院 | 青海省海西州 | 二甲 | 1986 |
| 青海省河南县蒙藏医医院 | 青海省黄南州 | 二甲 | 1985 |

# 附录二

**专家组（蒙医）**

访谈对象 1：
姓名：萨仁图雅
性别：女
出生日期：1963 年 8 月 24 日
临床工作年限：30 年
专业：蒙医学
就职单位：内蒙古医科大学附属医院

Q1：医师和患者相互问候之后，您会问患者什么问题？

A1：主要是患者来看什么来了，最大的痛苦是在哪里，想让我解决他（她）哪些不舒服。主要问这些问题。

Q1a：为什么问上述问题？

A1a：问这些问题是因为你要是不问这些，你就没办法区分患者。作为医师，患者信任你，你要运用你的专业知识和经验找出导致患者痛苦的病因，然后消除它。

Q2：如果患者说他没懂您说什么，您将采取什么办法来加以解释，说明您的意思？

A2：如果患者说他没懂，那我就会告诉患者不要着急，把他最难受的地方说出来，什么时候开始的，有什么特殊的地方，找我以前找没找过其他医师，找过的话他们给开过什么药，做过什么治疗，效果如何等等问题，用最通俗的话把我想知道的了解清楚。

Q3：您一般会诊过程是多久？

A3：这个得看患者的具体情况，没有固定的时间。轻一点的，症状少一些的 10 分钟左右，重一点，症状多一些的就半小时左右。

Q4：您跟患者如何在那么短的时间建立起来信任？

A4：一般患者来找你以前，肯定会对你有所了解。包括挂号的时候，都有每个医师的简介，他肯定会对你有所了解，比如你工作多久了，擅长看哪些病，手法如何，一般治疗效果如何。如果一点了解都没有的情况下，患者相信我进来了，那就要真诚、热心、负责任地对待每个人，这样就会让他们有一种信任感。

Q5：您建议患者采纳一种治疗方法时，您会和患者商量治疗方案吗？

A5：一般不会和患者商量，医师通过自己的交流、观察应该有个自己的判断和治疗方案。但是必须跟患者说清楚，你吃哪些药，做哪些治疗，会得到什么效果，需要提前告诉他。

Q5c：如果患者不接受您的治疗方案的话，您会怎么做？

A5c：这样的患者极少，有的话就会详细告诉他还可以去找哪些医师，或者去别的科室看看。

Q5d：您认为您这样的做法是要说服患者还是要跟他一起找到双方都能接受的办法？

A5d：还是希望说服患者。在我个人的角度，我对自己的专业知识和技能有信心，不会耽误患者的病情。会告诉患者你接受我的治疗会在几天内有好转，如果患者同意，那就继续。同样的药和疗法，不同的医师也会有不同的效果，实在不同意，就建议他去找别的医师看看。

Q6：患者会经常不认同您的治疗方案吗？

A6：一般没有，绝大多数患者都比较信任我。

Q6e：如果不同意的话，在哪些方面不同意？

A6e：一般是用药方面。觉得药效慢。

Q6f：他们一般怎么去表达不同意？

A6f：患者和患者也不一样，跟他们的文化、修养、素质都有关系。有的直接说，有的委婉说。

Q7：别的医师说他们常常和患者一起决定治疗方案，您也是这样和患者一起商量吗？

A7：先自己决定，一般不会和他们商量太多。

Q8：在会诊过程中，您觉得患者应该怎么和您配合？

A8：患者来找你看病，最重要还是要对你有信任。有什么就说什么，不会隐瞒，欺骗。医师问什么就真实地回答什么。主要是为了消除他的痛苦。

Q9：在会诊过程中，您认为和患者的交流重不重要？重要的话，请说明一下原因。

A9：这是相当重要的事情。交流沟通中如果没有取得信任，双方出现偏差，那你想得到患者的一些真实情况就会很麻烦。医师和患者之间必须有足够的信任，良好的沟通才能看好病。

Q9m：您与患者沟通的方法是别人教您的还是您自己学到的？

A9m：两方面，一方面在学校学习，书本上会讲医师应该注意什么。另一方面在临床工作中，看过很多患者，男人、女人、老人、小孩都有，各种病情都可能碰到，各种类型的患者都会有，在这个过程中自己慢慢学到了怎么去跟患者沟通，怎么取得患者的信任，对不同类型的患者要有不同的方法。一点一点慢慢

Q10：在您的会诊过程中一般采取哪些步骤？

A10：患者来了门诊以后，先请他坐。然后问他从哪里来，老家是哪里的，岁数多大了，问完这些基本信息之后再问哪里不舒服，有什么症状，何时加重，何时减轻。再然后号脉，看舌苔颜色，询问小便的尿液颜色等等。之后再进行一些现代仪器辅助检查。

Q11：您为什么进行上述步骤？

A11：现在的蒙医基本都是这样的步骤，可能每个人会有些方式方法上的不同，不过基本大同小异。

Q12：您会怎么描述您在会诊的角色？

A12：我觉得自己除了把自己当医师看，还会把自己当成一个服务者。为患者着想，为患者服务的角色，而不是高高在上。

Q13：您在会诊过程中想达到哪些目的？

A13：就是让患者康复，让患者感觉舒服，贴心。你认真为患者服务，那他们肯定以后还会来找你，甚至会告诉身边的人看病来找你，为患者好其实也是为自己好。

Q14：您怎么描述您患者的类别？

A14：当然要分，病轻的和病重的。这两类又可以分为男女，老幼，急症或者不急。这些类别就有很多了。

Q15：您还有别的意见和建议吗？

A15：从你上述问题可以看出主要是医师和患者之间交流的问题。在我的角度来说，我们蒙医以后看病要注重特色，推出自己的优势，改善自己的弱势，对患者更加细心，有责任心。


访谈对象2：

姓名：元登（男）

年龄：55

临床工作年限：32年

专业：蒙医学

就职单位：内蒙古国际蒙医院


Q1：医师和患者相互问候之后，您会问患者什么问题？

A1：一般来说，门诊的患者挂号来了之后，会问他哪里来的，从事什么职业。就是拉近距离嘛，让人家有一种亲切感，不会紧张。然后问患者哪里难受，他就会说哪里难受，比方头痛、头晕等，边问的过程中给他号号脉，按照蒙医的诊断规律继续看看舌苔的颜色，问一问尿的颜色。

Q1a：为什么问上述问题？

A1a：就是为了让患者表达自己难受的地方，主要是为了诊断，蒙医也好，西医也好，中医也好，都需要通过问诊来了解患者的症状，因为这些个症状只有患者自己才最清楚，头疼、头晕、恶心之类的，得先问，边问边检查。

Q2：如果患者说他没懂您说什么，您将采取什么办法来加以解释，说明您的意思？

A2：一般来说给他讲得通俗易懂，让他自己能理解，比方说患者的层次不一样，有城市里的，有农村或牧区的，如果你真的按照课本上讲的去问，肯定不行，要根据不同的人准备不同的方式，就像朋友聊天一样，尽量少说一些专业词语，这样他就能说出来自己到底哪里不舒服。

Q2b：您为什么利用上述方法？

A2b：就是之前说的，层次不同，要有针对性。

Q3：您建议患者采纳一种治疗方法时，您会和患者商量治疗方案吗？

A3：会商量，比如说你这个病就定了是颈椎病，会出现头晕、恶心、手麻等症状，你这个病我想给你扎扎针，蒙医的疗术，或者先吃点蒙药，都是商量着来，你不能说你就去输液吧，不商量就帮你决定，患者就会很抵触，因为你太武断。现在看病的（政府）要求就是医师和患者之间能互相理解，接受你建议的治疗方法。

Q3c：如果患者不接受您的治疗方案的话，您会怎么做？

A3c：绝大多数情况下不会强制要求，比方说有人就不愿意扎针，那你就不能强迫他，可以换成吃药。

Q3d：您认为您这样的做法是要说服患者还是要跟他一起找到双方都能接受的办法？

A3d：肯定是要找到双方都能接受的办法，但是有些情况下，如果不及时治疗，会导致病情更加恶化，这种情况下就要说服患者，把情况跟患者说清楚，让他接受，或者动员家属让他们做患者的工作。

Q4：患者会经常不认同您的治疗方案吗？

A4：没有，绝大多人都是接受的，极少部分人才会不同意。

Q4e：如果不同意的话，在哪些方面不同意？

A4e：作为医师应该给他选择最佳的治疗方案，但是有些人是特殊体质或者疼痛敏感或者觉得蒙药苦等原因，会不同意。蒙药中的冲剂一般会有苦味，有些人就会因为怕苦而不同意。一般是患者自身的一些问题，比如怕疼，怕见血，怕苦等原因不同意。

Q4f：他们一般怎么去表达不同意？

A4f：患者一般会直接表达，比方冲剂太苦，我不喝；扎针太疼，我不扎。作为医师，我必须先给患者讲清楚，蒙药的冲剂有苦味，患者会根据自己的喜好直接表达不同意。

Q5：别的医师说他们常常和患者一起决定治疗方案，您也是这样和患者一起商量吗？

A5：这个问题之前已经讨论过了，是的。

Q5g：如果患者愿意和您商量的话，您将采取什么方法和他一起决定治疗方案？

A5g：我先把这个治疗方案一、方案二、方案三告诉他，并且给他解释清楚每个方案的优点和缺点，让患者自己进行选择。

Q5h：患者一般最愿意和您商量治疗方案的哪些环节？

A5h：患者一般了解清楚自己的病情后愿意和你商量治疗方案，前提是患者一定要了解清楚自己的病情。哪个环节，这个不确定，每个人情况都不同。

Q5i：如果患者不愿意和您商量治疗方案的话，您认为是因为什么原因？

A5i：这种情况一般不多，但是也会存在。比方说一些人挂这个医师的号，听听你怎么说；再去挂另一个医生的号，听听他又怎么说。有点考察医师的感觉。看看两个人说的一样还是不一样，这个主要是患者性格多疑，而且对医师缺乏信任。看病是试探性的，看看元大夫跟李大夫或者王大夫说的都一样还是不一样。

Q6：在会诊过程中，您觉得患者应该怎么和您配合？

A6：应该对医师有信任，问什么都能如实回答，不刻意隐瞒。诊疗方案尽量接受。

Q6j：为什么？

Q6j：因为看病的基础就是信任。

Q7：在会诊过程中，您认为和患者的交流重不重要？

A7：交流非常重要，要不然他无法跟你交代病情啊，细节问题，比如说一个月前抽搐过啊，摔倒过啊，这种细节必须说清楚。

Q7k（上述）

Q7l（无）

Q7m：您与患者沟通的方法是别人教您的还是您自己学到的？

A7m：首先肯定是上学时老师教的，课本上学到的。更重要的还是临床实践中不断地总结而来。5年的，10年的，20年的，每个医师的经验都是不同的。

Q8：在您的会诊过程中一般采取哪些步骤？

A8：一般一个患者过来以后，先说请坐，简单问候，然后就是边问边号脉。先从问诊开始，然后问诊触诊相结合，再进行查体。然后建议做现代仪器的检查，抽血、化验、彩超、CT等。等他回来你再根据他的症状和检查结果相结合，给他一个明确的诊断。最后再与患者商量选择一种治疗方案。

Q9：您为什么进行上述步骤？

A9：蒙医的诊断就是这样的步骤，中间现代仪器的检测是大多数蒙医都在这样应用，当然这里是以蒙医为主导作用，蒙西医相结合进行诊疗过程。

Q10：您会怎么描述您在会诊的角色？

A10：首先当然是医师的角色，然后交流中最好是像朋友一样。但是并不是每次都能做到像朋友一样。

Q11：您在会诊过程中想达到哪些目的？

A11：就是为了找到病因，治愈疾病。

Q12：您怎么描述您患者的类别？

A12：来的人有的是国家干部，有的是大学教授，有的是农民，有层次高的，有层次低的，但大部分还是人民群众，所以对每种人采取的方式也要有适当的改变，用更适合每种人的方法去交流。最重要的是心平气和地面对所有患者，对老农民不瞧不起，对干部也不卑躬屈膝，一定要做到不卑不亢。

Q13：您还有别的意见和建议吗？

A13：现在社会上医患关系很紧张，国外可能稍好一点，但是我们也在不断地进行医疗改革，过去我们的一些医疗制度没发挥出公益性，医师也存在以药养医等问题，红包、回扣等现象也是存在的，甚至某些个别媒体的渲染，对整个医疗队伍的形象有所影响，近来好了许多。这中间最重要的一个问题还是彼此不信任，医师看了半天也没问出到底什么原因，也没什么好的情绪了，患者也一直提防医师，这样双方都受到了损害。这个就需要全社会的努力，把这个医患关系变得更好，像朋友一样，也不要什么上帝、亲人，你不可能对待每个患者都像对待亲人一样，这不现实，最好是能做到平等，彼此平等。医师也只不过是用自己的专业知识来治疗患者。

Q14：一般患者和医师见面接触时可能就很短的时间，那您是怎么在那么短的时间建立起来一种信任？

A14：一是患者之间互相传播，二现在挂号都是点名挂号，所以一般患者挂你的号之前必然会先对你有所了解，大部分还是信任你，才来挂你的号。

**专家组（西医）**❶

访谈对象 1：
性别：男
出生年月：1953 年
临床经验：40 年
专业：血液免疫学、内科

---

❶ 西医访谈均为本人译文，因隐私问题，都没有加姓名。

Q1：医师和患者相互问候之后，您会问患者什么问题？

A1：我欢迎他们，我给他们介绍他们将要做的活动。如果我和患者交谈，我会问他们怎么样，哪里不舒服。如果我和护理人员谈话，我会问他们是否过敏。我问他们两个人一个问题就是患者和谁住在一起。

Q1a：为什么问上述问题？

A1a：关于过敏的问题是我的一个长期习惯，因为我作为过敏源学家工作了很多年。其他的问题让我对患者的情况和他们的期望有一个大概的了解。

Q2：如果患者说他没懂您说什么，您将采取什么办法来加以解释，说明您的意思？

A2：我问他们对我说的话有什么理解。如果他们完全误解了我的意思，我就会问他们是怎么想的，他们的期望是什么，所以从他们不明白的地方开始，我会纠正他们，更好地解释。

Q2b：您为什么利用上述方法？

A2b：我认为始终意识到患者的需求是非常重要的，与其他医师不同，我认为他们的怀疑和疑惑是非常有用的。

Q3：您建议患者采纳一种治疗方法时，您会和患者商量治疗方案吗？

A3：是的，总是这样。通常更多的是照顾者，因为如果你清楚地了解了他们的期望，就更容易决定提议什么。让我给你举个例子：一位抑郁症患者，有严重的中风，两个女儿和一个儿子英年早逝。患者患有抑郁症这是通过与他和他的女儿们交谈得出的。其中一个女儿说，她们信任一位精神病医师，她们更愿意让他去看她们的父亲。于是，我答应了，一个星期后，这位女儿又对我说，她父亲看起来很沮丧。我指出他们的精神科医师从未出现过，我问他们想做什么，他们是否同意我打电话给我们的精神科医师。她说好的。这个过程有什么不同吗？不是很大，但在实际过程中这个患者得到他认可的精神科医师的持续治疗要比强行给他们介绍其他不熟悉的医师要好得多。

Q3c：如果患者不接受您的治疗方案的话，您会怎么做？

A3c：患者不同意的情况经常发生，但是可以通过共同决策来解决。还有一个例子：我有一个肝硬化患者，我告诉他女儿，但她不相信这是真的。所以，我又给她看了一遍检查结果证明这是一个慢性肝病发展为肝硬化的病例。因此，通过互相倾听，你可以得到一个共同的决定。

Q3d：您认为您这样的做法是要说服患者还是要跟他一起找到双方都能接受的办法？

A3d：要使得双方都同意。我的病房是一个康复病房，所以患者家属都希望病人能康复，回到来这里之前的状态。这意味着你不能说服别人，你必须和别人分享你的想法。

Q4：患者会经常不认同您的治疗方案吗？

A4：不，只会偶尔发生，大概 20%～25% 的人可能会。

Q4f：他们一般怎么去表达不同意？

A4f：非语言成分在医师身上比在患者身上更重要。大多数情况下，他们使用的术语表达的是怀疑："我们如何才能做到……"少数人会说："有人告诉我……""你告诉我……""在另一个地方，他们的做法不同……"（不到1%）。

Q5：别的医师说他们常常和患者一起决定治疗方案，您也是这样和患者一起商量吗？

A5：是的。

Q5g：如果患者愿意和您商量的话，您将采取什么方法和他一起决定治疗方案？

A5g：首先，你要了解患者和医师有什么样的期望，你要问他们：你希望我们为你做些什么？这是你要问他们的第一个问题。这真的很重要，我是凭经验学会的。

Q5h：患者一般最愿意和您商量治疗方案的哪些环节？

A5h：当患者或照顾者怀疑的时候，一些可能会改变，使好情况变成坏情况：举个例子，我有一个相对年轻的患者对他的肿瘤有所怀疑，他想让我尽快给他做核磁共振。所以，我咨询了我的同事关于一个完整的CAT扫描，我和他还有他的妻子谈过，我让他们签署了知情同意书。在这种情况下，是患者决定了时间，他想知道他的情况。

Q5i：如果患者不愿意和您商量治疗方案的话，您认为是因为什么原因？

A5i：有时你就是不能参与其中，比如，失语症，昏睡状态，痴呆；在这些情况下，你必须让护理人员参与进来，他们通常愿意参与决策。如果你有一个积极的态度，照顾者会加入进来。

Q6：在会诊过程中，您觉得患者应该怎么和您配合？

A6：或多或少是我得到我想得到的，这意味着患者要理解问题，并且要知道解决问题的方法，你要分享这些选择并且相互信任。

Q7：在会诊过程中，您认为和患者的交流重不重要？

A7：是的，它扮演最基本的角色。

Q7m：您与患者沟通的方法是别人教您的还是您自己学到的？

A7m：这些年来，我参加了一些课程，有很多很好的老师。我也读了一些东西，但我不得不说，有很好的组织专业人士课程的小组。然后我在临床实践中会非常小心，我工作的地方压力很大。

Q8：在您的会诊过程中一般采取哪些步骤？

A8：先问候和介绍角色，然后解释为什么我会满足和理解他们的期望（在事件发生前事情是怎样的，了解发生了什么变化，未来会怎样），我提议这个问题（该做什么，不该做什么，搬到别的地方，回家还是不回家），然后我们考虑所有相关的方面，积极的和消极的，可选择的，我们做一个共同的决定，并且我在临床记录中明确指出这个决定是一起做出的，最后结尾（他们感谢我，我也感谢他们，因为没有什么是理所当然的）。

Q9：您为什么进行上述步骤？

A9：还是因为我想得到最好的结果。当我刚开始我的职业生涯时，我上了另一门课，因为我想更科学一些，但后来（我告诉你们的）这些课真的改变了我。我研究了剑桥大学一些指南，这些指南告诉了我要真正考虑到的预期。

Q10：您会怎么描述您在会诊的角色？

A10：我是一个有某种能力的人，在这些人的生活中，我与他们分享了一段时光。这对我来说是不同的，我遇到的是老年患者和慢性病患者，而不是像冠状动脉疾病这样的患者。

Q11：您在会诊过程中想达到哪些目的？

A11：加强这种相互信任，或者获得它，如果它还没有存在或者已经被破坏了，那就不太好了。

Q12：您怎么描述您患者的类别？

A12：一般就是男性和女性，或者年长者与年轻人，还有的与一些常见的社会问题相关，如：家庭问题，低收入，低教育。

Q13：您看一个患者的时间是？

A13：大概两个半小时 8 个患者左右。

Q14：一般患者和医师见面接触时可能就很短的时间，那您是怎么在那么短的时间建立起来一种信任？

A14：我可以给你举个今天的例子。今天早上我开始我的工作，有一个房间有三张床。有一个人刚做过手术，一个患有痴呆症，另一个患有轻度认知障碍，最近中风了。前几天，出于不同的原因，我花了更多的时间研究其中的两个。今天早上我走进房间，问了两个比较健谈的人，让他们告诉我情况。我想知道他们的睡眠情况，于是我坐在其中一张床上，问他们有没有人看昨晚足球比赛，这样他们就会顺便告诉我谁睡了，谁没睡，夜晚是怎么过去的。

Q15：您还有什么要补充的吗？

A15：理解别人对你的期望是很重要的。

访谈对象 2：

性别：女

出生年份：1959 年

临床经验：35 年

专业：糖尿病内科

Q1：医师和患者相互问候之后，您会问患者什么问题？

A1：问他们怎么样，或者如果是我认识的患者，我会问现在情况如何。如果是新患者，我会请他告诉我。

Q1a：为什么问上述问题？

A1a：对于新患者来说，要知道他来的原因，相遇的主要原因，他期待什么。对于已知的患者，因为这是一种慢性疾病，我从一系列我知道必须要问的问题开始，这些问题应该从慢性病护理的角度来考虑。所以我问他怎么样，如果他最近有一些问题……

Q2：如果患者说他没懂您说什么，您将采取什么办法来加以解释，说明您的意思？

A2：我试着改变一些词汇，我问他们不明白的地方，但这种情况并不经常发生，我不知道是不是因为我不问。如果我有疑问，特别是与老年患者，我写一张纸条，我把每件事都写仔细，我尽量将事情简化。但这只是一小部分患者。

Q2b：您为什么利用上述方法？

A2b：也许是因为我不知道还有什么其他的办法或者策略，而这些是我能想到的。同样对于外国患者，只要他们会读会写，懂得数字（例如，阿拉伯患者），那我一样用上述方法。

Q3：您建议患者采纳一种治疗方法时，您会和患者商量治疗方案吗？

A3：通常情况下是有选择的，所以我问他们是否愿意接受某种治疗，是否可以。我经常做的另一件事是在接下来的阶段提出改变，我的意思是我提前告诉他们如果某个条件发生了，我们将不得不改变。我也在电子记录中为我的同事们添加了这些信息。

Q3c：如果患者不接受您的治疗方案的话，您会怎么做？

A3c：我接受，但我要告诉他们，这并不能让他们尽快好起来。

Q3d：您认为您这样的做法是要说服患者还是要跟他一起找到双方都能接受的办法？

A3d：我想我试图获得共识，特别是关于我真正相信的事情。达成一致意味着让他们尝试自己的方式；在这些情况下，我也记录下了所有的事情，我提出了一件事，他们却决定了另一件事。

Q4：患者会经常不认同您的治疗方案吗？

A4：最近我看到的大多是妊娠糖尿病患者；现在有一个人非常难相处，她神经质，完美主义，但你却不能情绪化。有时他们不同意，因为他们不想使用胰岛素或开始自我监测，但我认为这是抵抗而不是反对。

Q4e：如果他们不同意，经常是在哪方面？

A4e：例如，增加注射次数。幸运的是，慢性患者有时间来调整这些事情。我马上告诉他们，他们必须增加注射的次数，这样我就知道两三次以后他们就会接受。其他大的话题是节食和体育锻炼。我现在想到的是一个还没减掉一公斤的女人。当我建议她做些改变的时候，她就开始反对，但是我也没有什么更好的建议。

Q4f：他们一般怎么去表达不同意？

A4f：要么是一种消极的抵抗，要么他们告诉你他们很好，他们一直都很好。但你必须告诉他们不是的，这不是真的；其他时候，他们会改变话题，把注意力放在次要的事情上。

Q5：别的医师说他们常常和患者一起决定治疗方案，您也是这样和患者一起商量吗？

A5：是的，有时候你有不止一种治疗方法，你试过才能知道，所以我问患者他想做什么。但这很困难，因为患者没有做好准备，你可能会觉得自己无能。你必须解释为什么你建议他们做这个决定。

Q5g：如果患者愿意和您商量的话，您将采取什么方法和他一起决定治疗方案？

A5g：我把一切都讲清楚，我尽量去解释一些术语。告诉他们一切都是有风险的，我必须确保他们明白，尽管我不能每次都问。

Q5h：患者一般最愿意和您商量治疗方案的哪些环节？

A5h：直到最后一刻，当他们明白了选择什么。

Q5i：如果患者不愿意和您商量治疗方案的话，您认为是因为什么原因？

A5i：很多时候，他们真的不需要参与决策，他们需要一个建议，然后他们会告诉你。当你问他们"你想做什么"时，他们会回答"你必须告诉我"。

Q6：在会诊过程中，您觉得患者应该怎么和您配合？

A6：最重要的是，他们能从认知上理解我们所说的。可能他们用好坏来解释，我不知道，这取决于每个人。对他们来说什么才是最紧要的。

Q7：在会诊过程中，您认为和患者的交流重不重要？

A7：是的，当然。

Q7m：您与患者沟通的方法是别人教您的还是您自己学到的？

A7m：两者兼而有之。在医学院的时候，我真的不能理解所有关于"沟通技巧"的谈话。但后来我意识到它们真的很重要。例如，他们一直告诉你要看着患者的眼睛，学生们也被评估了这些技能。我在缓和医疗关系方面也学过一些课程。

Q8：在您的会诊过程中一般采取哪些步骤？

A8：欢迎患者；询问来这里的原因；收集记忆；体格检查；治疗决定和处方；我总是给他们一张纸条，不是手写的就是用电脑打印的。

Q9：您为什么进行上述步骤？

A9：因为我认为这是有逻辑的。

Q10：您会怎么描述您在会诊的角色？

A10：医师的角色。我是那个收集信息，评估情况，建议治疗的人。

Q11：您在会诊过程中想达到哪些目的？

A11：不忽视一些重要方面，为患者做正确的事情。

Q12：您怎么描述您患者的类别？

A12：没有典型的患者。现在我看到的大多是孕妇。

Q13：您看一个患者的时间是多长？

A13：我总是用较多时间，最长的是45分钟；在诊所里要视情况而定，但也有30到45分钟。我不明白你怎么能一年看两次医师，而且只看15分钟？！我觉得时间很重要。

Q14：一般患者和医师见面接触时可能就很短的时间，那您是怎么在那么短的时间建立起来一种信任？

A14：这取决于你的能力，取决于你的态度，这种态度不应该过于主观，而应该是友好的。

Q15：您还有什么要补充的吗？

A15：我认为在一段关系中培养信任是很重要的。

**熟练组（蒙医）**

访谈对象1：

姓名：陈莎娜（女）

出生日期：1971年5月14日

临床工作年限：25年

专业：蒙医学

就职单位：内蒙古国际蒙医院

Q1：医师和患者相互问候之后，您会问患者什么问题？

A1：哪里不舒服，这是最重要的。

Q1a：为什么问上述问题？

A1a：主要是为了更好的诊疗，本身蒙医看病就是问诊是最重要的，也是第一位的。这个同时，你的病例采集就有了第一信息了。这个患者他怎么了，你需要有一个第一判断，这个患者什么地方不舒服，不舒服了多长时间。咱们看病也是一样，要知道患者哪里不舒服，这个对你以后的诊断和治疗都有帮助。

Q2：如果患者说他没懂您说什么，您将采取什么办法来加以解释，说明您的意思？

A2：我肯定是尽量沟通，让他听懂，用我所能想到的办法。尽量用最适合他的方式，比如老农民，那你就不能用文言文啊不经常使用的成语啊什么的，会方言就带点方言，你不要觉得自己高高在上的，患者会觉得你很可怕，会觉得跟你沟通不了，那你的沟通就不会通畅。你沟通不通畅就会导致你了解患者的情况就会有所欠缺，那就会影响你之后的诊治。

Q3：您一般会诊过程是多久？

A3：我们现在门诊一般是 15 分钟左右。也看患者的流量多少。复诊的患者可能时间更短一些。疑难的患者可能时间会稍微长一些。

Q4：您跟患者如何在那么短的时间建立起来信任？

A4：因为蒙医有个特殊性，不像西医你看口腔就找牙医，看眼睛就去眼科。我的患者一般是之前听说过我，觉得我哪些病看的比较好，就来了。这些人就可能比较好沟通，因为好长时间他都听说过你，了解过你。当然也有一些新来的，那这类患者就要多沟通一段时间。让他建立信任就是在不断地在跟他沟通中一点点建立起来信任。不是所有的患者都会信任你的，比如说有的患者来了看到你，觉得你头发不够白，资历不够老；还有些人会觉得男医师是不是要比女医师更好一些，更理性一些。就是人会有自己的想法，你的言谈举止等方面都会影响彼此之间的信任。比如实习生坐在这里，患者问个什么问题，学生也说不明白，那患者就会觉得不太值得信任。

Q5：您建议患者采纳一种治疗方法时，您会和患者商量治疗方案吗？

A5：商量，肯定是要商量。

Q5c：如果患者不接受您的治疗方案的话，您会怎么做？

A5c：因为我们是蒙医嘛，有了诊断之后就会告诉他我主要用蒙医疗法和蒙药进行治疗。有一部分人就会不接受，比如一些外省的患者，存在一个文化不相容的问题。那我们就会告诉他们，这个诊疗大概时间多久，费用多少，好转率和治疗率能达到多少，告诉他让他自己进行选择。如果他不接受，那就建议他看相应科室的西医啊中医啊。

Q5d：您认为您这样的做法是要说服患者还是要跟他一起找到双方都能接受的办法？

A5d：尽量找到双方都能接受的。

Q6：患者会经常不认同您的治疗方案吗？

A6：少，很少。

Q6e：如果不同意的话，在哪些方面不同意？

A6e：第一个是蒙药口服起来口感比较差，有些人就吃不进去。还有一些人吃了会有一些胃肠道反应，吐啊什么的。第二可能是因为不了解。有一些文化差异。

Q6f：他们一般怎么去表达不同意？

A6f：一般是直接表达。

Q7：别的医师说他们常常和患者一起决定治疗方案，您也是这样和患者一起商量吗？

A7：一般还是自己先决定。

Q8：在会诊过程中，您觉得患者应该怎么和您配合？

A8：配合肯定是你信任我，我说什么你能接受，听医师的话。比如准时准点吃药。因为中医蒙医比较讲究这个时令，是跟着时令走的，现在有些孩子中午 12 点才起床，那他早晨的药就吃不了了，那你要给他讲，按你的要求准时服用。

Q9：在会诊过程中，您认为和患者的交流重不重要？重要的话，请说明一下原因。

A9：重要，其实人就是一个有机的整体，你在看他的病的同时，也要进行一些心理疏导，这是肯定有的，医师对患者的治疗你除了自身专业技能以外，还要有鼓励，你如果要这样，你可能很快就会好。同时你要把他的顾虑一点点地摘干净，消除它。你得让他接受你。比如有些病就要戒酒，但是年轻人他就不会管，所以沟通是个很重要也是很难的一个问题。

Q9m：您与患者沟通的方法是别人教您的还是您自己学到的？

A9m：书本上可能也有，因为我们也学医学心理学。带教老师的影响也有，从老师身上学到他的一点小技巧。更多的可能是在自己身上，愿意钻研这个专业，愿意学习这个。

Q10：在您的会诊过程中一般采取哪些步骤？

A10：就是跟大部分蒙医医师一样，望、问、触三诊。

Q11：您为什么进行上述步骤？

A11：蒙医的流程大概就是这样的，基本差不多。

Q12：您会怎么描述您在会诊的角色？

A12：在会诊过程中我觉得是分人的，有些患者是愿意听医师的话的，那就主动引导他。还有一些是人抵触的。但是主要还是医师的角色。

Q13：您在会诊过程中想达到哪些目的？

A13：最终的目的还是为了解决患者的问题。我所做的一切都是为了尽快尽好地解决他们的问题。

Q14：您怎么描述您患者的类别？

A14：这个我还真没有细想过。还是觉得分为好沟通和不好沟通两类。

Q15：您还有别的意见和建议吗？

A15：我觉得这个可以做得更细致更具体一些。

访谈对象 2：

姓名：朝鲁门（男）

出生日期：1973 年 8 月 30 日

临床工作年限：11 年

专业：蒙医学

就职单位：内蒙古医科大学附属医院蒙医科

Q1：医师和患者相互问候之后，您会问患者什么问题？

A1：最主要还是问患者怎么了，哪里不舒服，我能帮你做什么，看他最大的痛苦在哪里。

Q1a：为什么问上述问题？

A1a：主要是为了寻找到发病的原因。

Q2：如果患者说他没懂您说什么，您将采取什么办法来加以解释，说明您的意思？

A2：如果是因为我的原因没听懂的话，我就试着改变一下，用另一种方式。可能我的问题太专业，他没有听懂。站在患者的角度想一想，用合适他的方法。比如有一些脏器位置他不明白，就指给他，看看是不是这里疼。

Q2b：那您为什么利用上述的方法？

A3b：因为我的问题患者必须要回答，和患者必须沟通好，要是你沟通不好的话，肯定诊断跟不上，所以必须要改变方式，一次不行就两次或者多次。

Q3：您一般会诊过程是多久？

A3：我们现在门诊一般是 10～15 分钟。

Q4：您跟患者如何在那么短的时间建立起来信任？

A4：头一次过来的患者还是从态度方面，对患者热情，如果态度不好了，信任可能就会打折。还有就是认真，多站在患者的角度感同身受，这样才能建立起信任。

Q5：您建议患者采纳一种治疗方法时，您会和患者商量治疗方案吗？

A5：商量，我看病一般没有强迫患者的情况，必须跟他商量，取得他的同意。比如拔罐、放血的疗法，必须和患者商量。

Q5c：如果患者不接受您的治疗方案的话，您会怎么做？

A5c：不接受的话我们一般是做进一步说明，你的病适用什么。如果要是进一步解释不行，就直接放弃。你沟通好了，解释好了，患者还是不同意，那就放弃，寻找另外的方法。

Q5d：您认为您这样的做法是要说服患者还是要跟他一起找到双方都能接受的办法？

A5d：找到双方都能接受的方法，现在方法很多嘛。蒙医不行还有中医、西医。

Q6：患者会经常不认同您的治疗方案吗？

A6：极少。一般都会接受。

Q6e：如果不同意的话，在哪些方面不同意？

A6e：这个也是分情况，少部分是因为费用问题。还有就是有的蒙医疗法会有创伤，所以患者会有所担心。

Q6f：他们一般怎么去表达不同意？

A6f：有的就直接说，有的就委婉表达。

Q7：别的医师说他们常常和患者一起决定治疗方案，您也是这样和患者一起商量吗？

A7：这个是医师先定方案，然后跟患者说我们的方案。患者不接受的话，再换另一种方案。

Q7g：如果患者愿意和您商量的话，您将采取什么方法和他一起决定治疗方案？

A7g：我会告诉患者，咱们要做的治疗方案分这么几步，第一步是什么，第二步是什么，第三步是什么，这样行不行。

Q7h：患者一般最愿意和您商量治疗方案的哪些环节？

A7h：我觉得患者一般会问到时间问题，一个疗程是多久。接下来就是费用问题，需要花费多少钱。

Q7i：如果患者不愿意和您商量治疗方案的话，您认为是因为什么原因？

A7i：有些人觉得蒙医是地方的传统医学，有个信任问题。

Q8：在会诊过程中，您觉得患者应该怎么和您配合？

A8：最好的配合就是我问什么你回答什么，这就是最好的配合。

Q9：在会诊过程中，您认为和患者的交流重不重要？重要的话，请说明一下原因。

A9：重要，你要是不跟患者交流，根本不知道患者的情况。就像蒙医中望、问、触三诊，问诊就是交流。这个是个非常重要的问题。比如兽医，因为动物不会说话，所以兽医难度更大。临床医师看病中交流就显得特别重要。比如有些表面看不出来的问题患者能自己说出来。别看就是两三分钟的交流，但是这里面存在很多方式方法。什么诱因可能加重，什么诱因可能减轻，这些在交流中就都出来了。这些不问的话，不可能一下子都出来。

Q9m：您与患者沟通的方法是别人教您的还是您自己学到的？

A9m：书本也有，老师也有教，当然工作当中自己也积累。现在其实也在完善。

Q10：在您的会诊过程中一般采取哪些步骤？

A10：首先患者进来了，我先看他的面色，是红呀、白呀还是蜡黄。走路怎么样，佝偻着走肯定是腹部疼啊什么的。然后我再问他是哪里疼，哪里不舒服，然后就交流。发病多长时间了，什么诱因会让他加重，什么诱因会减轻。最近的生活情况，是否出门，生活习惯等等。接下来就是触诊、号脉，最后是对应的查体。哪里不舒服就针对这些部位进行按压、询问。这样你初步有个判断了，再做几个检查。

Q11：您为什么进行上述步骤？

A11：蒙医的流程大概就是这样的，每个医师都有细微差异，但基本差不多。

Q12：您会怎么描述您在会诊的角色？

A12：主要还是医师的角色，像亲人一样的角色肯定是做不到。只能是做到医师该尽的职责，不能有差错，认真对待每一个患者。

Q13：您在会诊过程中想达到哪些目的？

A13：首先还是诊断，找到他的原因。第二个就是解决这个问题。治愈这个病症。治疗好一个患者我们也高兴。

Q14：您怎么描述您患者的类别？

A14：我觉得可以分为好沟通和不好沟通，急症和慢性病这几类。其中我觉得好沟通和不好沟通的这个分类更重要。有些患者不好沟通，你说东，他说西，有些好沟通的患者则更愿意站在你的角度。

Q15：您还有别的意见和建议吗？

A15：医患交流里面有很多很多问题，这个太重要了，也是确实存在的问题。你要是研究这个，应该去更多的科室走一走。

**熟练组（西医）**

访谈对象 1：

性别：男

出生年月：1974 年

临床经验：14 年

专业：肾脏学

Q1：医师和患者相互问候之后，您会问患者什么问题？

A1：问自从我上次见过他以来，现在怎么样？如果是我第一次见到他，问他怎么了。

Q1a：为什么问上述问题？

A1a：因为这是一种重要的信息，可以帮助我解释他的临床病史和彼此的回忆，所以决定治疗是很有用的。患者并不总是什么都说，询问他们的情况会让他们感觉更舒服，并帮助你理解他们向你展示了什么（以前的检查结果）。

Q2：如果患者说他没懂您说什么，您将采取什么办法来加以解释，说明您的意思？

A2：我会举很多实际的例子。如果他们不了解这种疾病，我就用简单的例子把肾脏比作过滤的网；我把他们能从日常生活中理解的东西拿来做比较。我试着去接近他们的日常生活，带着耐心和所有需要的时间。

Q2b：您为什么利用上述方法？

A2b：我认为这是患者所能够理解的。他们的问题需要在他们的认知世界中被理解，这也使他们更加认同。如果他们的问题与他们的日常现实有关，他们就会变得更加敏感，更加顺从。

Q3：您建议患者采纳一种治疗方法时，您会和患者商量治疗方案吗？

A3：是的，我要知道他们是否过敏，是否接受过治疗；特别是因为我需要他们的同意才能让他们服用某些药物，而且当他们已经在服用许多其他药物时，我不得不分享我关于治疗的决定。

Q3c：如果患者不接受您的治疗方案的话，您会怎么做？

A3c：如果治疗是至关重要的，我坚持通过重新定义它的重要性，有时甚至以一种积极和建设性的方式"吓唬"他们；我的意思是，我告诉他们，等他们的病情恶化了，然后再找我，那就没有任何意义了。

Q3d：您认为您这样的做法是要说服患者还是要跟他一起找到双方都能接受的办法？

A3d：要取得共识，因为目标是达成共识，但我们并不是为了达到目标而去妥协。如果他们来找我，这意味着他们需要我的帮助，我必须根据我的知识和我的良心尽我所能地帮助他们。

Q4：患者会经常不认同您的治疗方案吗？

A4：不，准确地说是不总这样。如果你把事情解释得很清楚，如果你做了彻底的检查，你的建议就是你在回忆中所看到的逻辑结果。一个好的回忆和一个好的临床实践会引导你找到一个好的处方。

Q4e：他们一般怎么去表达不同意？

A4e：他们沉默不语，睁大眼睛，不敢直接对我说"我不同意"。他们一般说："这真的有必要吗？"或者"我已经吃了这么多药了"等等。

Q5：别的医师说他们常常和患者一起决定治疗方案，您也是这样和患者一起商量吗？

A5：是的。特别是关于协商的程序、组织部分。例如，今天我向一个患者提议住院治疗，这是你不能强加的。你可以分享组织部分，而不是治疗或临床部分。

Q5f：如果患者愿意和您商量的话，您将采取什么方法和他一起决定治疗方案？

A5f：我给他解释他的病一种情况下会发生什么，另一种情况下会发生什么，但如果我认为第一种方法比另一种更好，我就试着引导患者同意我的观点，我告诉他我的建议更有效。例如，如果我想让他住院，我会告诉他所有的优点和替代方案的缺点。

Q5g：患者一般最愿意和您商量治疗方案的哪些环节？

A5g：最后，在磋商结束时，我们之间的气氛不那么正式，最初的不安已经消失。

Q6：在会诊过程中，您觉得患者应该怎么和您配合？

A6：当你在收集信息时，患者能好好配合；不是在体检过程中，而是在最后的部分（组织的，程序的）。我希望患者会说"好"，而不是他们想提出建议，提出反对意见。

Q6h：为什么？

A6h：因为在你做了全面的检查并解释了所有的事情之后，逻辑上的结果是期望他们被说服，从临床的角度来看是这样。所以他们应该提出问题，但他们不应该提出替代方案。

Q7：在会诊过程中，您认为和患者的交流重不重要？

A7：绝对的。

Q7i：在哪些方面呢？

A7i：首先，你对待患者的方式。当他们走进办公室，你和他们打招呼，如果他们发现你坐在电脑前做其他事情，那么这已经是一个消极的信号；然后你怎么做才能让他们安心，比如你开个小玩笑……

Q7m：您与患者沟通的方法是别人教您的还是您自己学到的？

A7m：我在医学院参加了临床心理学的考试，然后我去一个沟通心理学家那里单独上课。这主要是关于在公共场合演讲，但也有一些关于有效的沟通技巧。

Q8：在您的会诊过程中一般采取哪些步骤？

A8：患者走进来，我叫他们坐下，否则他们就站着。我和他们核实他们的身份（有时你会遇到同名同姓的人），然后我问他们是否一切正常。他们经常说"不"，然后你就开始真正地咨询了。然后我从他们的临床病史开始，我给他们重复一遍，他们会点头。我检查他们最后一次来看医师是什么时候，然后我问他们："从上次以来，发生了什么事？"他们开始叙述，并以一种令人困惑的方式进行叙述，所以在某一时刻，我问他们是否可以举个例子。他们向我解释他们什么时候做某些检查，在哪里，和谁一起，然后我从目前的检查报告开始，最后是身体检查，治疗和关于下一步做什么的建议。在那一刻，你要觉得有足够的信心说些什么。

Q9：您为什么进行上述步骤？

A9：因为我认为这是有效的，我一直觉得它是合适的、患者也更愿意来到我这，因为我和其他医师做的事情不一样（在诊疗过程中），而且其他医师也没有得到很好的诊疗结果。

Q10：您会怎么描述您在会诊的角色？

A10：（他停顿了一下，寻找合适的词语）协调者，而不是领导者，我不是来发号施令的，我觉得我更像一个向导。

Q11：您在会诊过程中想达到哪些目的？

A11：理解哪些是真正的问题，因为有时候隐藏的问题是不会直接出现的；进而达到临床目标，正确评估并赢得患者的信任。你在这里，就会看到很多不断更换医师的患者。

Q12：您怎么描述您患者的类别？

A12：有些人缺乏医学常识，不知道自己的病情，不知道病情的严重性，不坚持治疗，他们依靠别人，总是责怪别人。我碰巧看到一位女士，她向她的家庭医师要了一些治心脏的药，就因为她的美发师跟她谈过这些药！

Q13：您还有什么要补充的吗？

A13：暂时没什么了。

访谈对象2：

性别：女

出生年月：1981年

临床经验：12年

专业：遗传学和儿科

Q1：医师和患者相互问候之后，您会问患者什么问题？

A1：你今天来这里的原因是什么。

Q1a：为什么问上述问题？

A1a：我认为这是最重要的原因。

Q2：如果患者说他没懂您说什么，您将采取什么办法来加以解释，说明您的意思？

A2：我试着用不同的词重复，有时我用例子。

Q2b：您为什么利用上述方法？

A2b：因为这是我最自然想到的事情。

Q3：您建议患者采纳一种治疗方法时，您会和患者商量治疗方案吗？

A3：是的，很经常。我和他们讨论，我不是绝对的。

Q3c：如果患者不接受您的治疗方案的话，您会怎么做？

A3c：我试着去理解为什么，然后重复我的理由。

Q3d：您认为您这样的做法是要说服患者还是要跟他一起找到双方都能接受的办法？

A3d：我想我会更愿意试着取得共识。

Q4：患者会经常不认同您的治疗方案吗？

A4：不。

Q4e：他们一般怎么去表达不同意？

A4e：可能主要是治疗方案上更容易不同意，或者他们直接去看其他专家。更多的时候我是从他们脸上的表情看出来的，大多数情况下，这是你在他们脸上看到的反应。然后他们也会说出来，但一开始就是一种不相信或抗拒的态度。

Q5：别的医师说他们常常和患者一起决定治疗方案，您也是这样和患者一起商量吗？

A5：是的，我已经说过了。也许这也是我所想看到的情况，幸运的是，它们不是那么严重，我需要强迫自己有讨论的空间。比我更了解孩子们的家长们可以提出一个更好的解决方案，我也认为这样更有利于最终的服从。

Q5f：如果患者愿意和您商量的话，您将采取什么方法和他一起决定治疗方案？

A5f：我非常直接地询问他们的意见：夫人，您知道您的儿子，您认为怎样做比较好呢？根据你的日常习惯等等。

Q5g：患者一般最愿意和您商量治疗方案的哪些环节？

A5g：患者的意见出现在过程的最后，当我解释完所有的事情。有时他们会打断我添加信息，甚至纠正我的错误。

Q6：在会诊过程中，您觉得患者应该怎么和您配合？

A6：我期待的是建设性的交流，而不是争吵，还有一点信任和尊重。

Q6h：为什么？

A6h：我想到这些方面是因为我认为如果有人去专业人士那里解决问题，他们应该认为专业人士可以帮助他们。他们必须信任这个人。

Q7：在会诊过程中，您认为和患者的交流重不重要？

A7：非常重要，也许是最重要的。

Q7i：在哪些方面呢？

A7i：从某种意义上说，如果一个医师与他的患者沟通良好，建立良好的关系，他甚至可能不是一个超级能干的人，但他将获得更多，无论是在遵从性和尊重方面。

Q7m：您与患者沟通的方法是别人教您的还是您自己学到的？

A7m：基本上是自己琢磨的。

Q8：在您的会诊过程中一般采取哪些步骤？

A8：我问来看病的原因；收集信息；进行身体检查；给出治疗建议。

Q9：您为什么进行上述步骤？

A9：如果你想以与时间相关的方式收集所有信息，这是最有用的方法；如果我先做身体检查，然后收集记忆，我可能会忽略一些重要的事情。

Q10：您会怎么描述您在会诊的角色？

A10：我和患者都是主角，在某种意义上，我不仅仅是自己在引导。

Q11：您在会诊过程中想达到哪些目的？

A11：基本上有两个：第一种是纯专业技术方面的，即为患者的问题提供最好的解决方案；另一个是努力与患者建立良好的关系。

Q12：您怎么描述您患者的类别？

A12：他们大都是孩子，在我能去拜访他们之前，我总是要努力去赢得他们的信任，所以我需要在开始的时候"浪费"一些时间，以便在接下来的阶段里让事情变得更容易。通常他们不会参与决策，即使他们到了合适的年龄，我们也应该以某种方式参与决策，但我从来没有这样做过，我不知道怎么做。无论如何，他们总是非常依赖他们的父母，我可以看到父母的态度反映在孩子的身上。在急诊室里我看到各种各样的情况，使用15分钟为每个孩子访问，很难建立良好的关系，因为你必须写访问等等。在诊所里，我们看到的大多是有新陈代谢问题的人，然后我还为患有罕见综合征和各种并发症的孩子们做了一个非常专业的诊疗，这些都和内分泌系统有很大关系。这些是慢性病儿童，很难相处，家庭也很难相处。

Q13：您平均对一位患者进行会诊需要多长时间？

A13：永远不会足够。在诊所里，他们希望你在 20 分钟内完成所有的事情，你必须在电脑上写所有的事情，所以当你说话的时候你看着屏幕。然后你必须去安慰，如果孩子在哭……

Q14：一般患者和医师见面接触时可能就很短的时间，那您是怎么在那么短的时间建立起来一种信任？

A14：你无法想象如果可以那会有多幸福。这其实是非常困难的，我意识到有时几个字就足以赢得一个人的信任。但这确实是你应该拥有的天赋。你可以学到一些东西，但除此之外，你必须有天赋。了解你在和谁打交道是非常重要的。

Q15：您还有什么要补充的吗？

A15：我觉得交流也是医学专业的一个方面，在医学院期间没有得到充分强调，至少在我的时代是这样。没有人谈论它，这是一个非常严重的问题，特别是在今天，即使是医疗行业已经成型，我也认为这是基本，需要考虑和改进，以减少投诉和诉讼。当患者起诉时，在 90% 的情况下是因为沟通不好引发的。

**新手组（蒙医）**

访谈对象 1：
姓名：乌云敖日格乐
性别：男
出生日期：1989 年 3 月 19 日
临床工作年限：2 年
专业：蒙医学
就职单位：呼和浩特蒙中医院

Q1：医师和患者相互问候之后，您会问患者什么问题？

A1：直接就问他关于病情方面的问题。他是哪里不舒服来的，哪里疼痛等等。

Q1a：为什么问上述问题？

A1a：作为一个刚上临床不久的医师，我一般是按部就班地问那些基本流程，就是我们学到的那些过程。目的是找出患者最难受的地方。

Q2：如果患者说他没懂您说什么，您将采取什么办法来加以解释，说明您的意思？

A2：这种情况是普遍存在的，因为文化程度的不同，可能说的术语有些患者听不懂。有很多时候针对患者的情况我也有说不出来，解释不了的情况存在，这种时候我一般是找主任医师，或者上级医师来帮忙解释。

Q3：您一般会诊过程是多久？

A3：这个一般不一定。有的患者去很多医院看过，有的是初诊。平均是 40 分钟左右，因为我们医院人不是特别多，所以可以慢慢看。

Q4：您跟患者如何在那么短的时间建立起来信任？

A4：我觉得这个问题跟医院的级别、医师的级别也有关系。比如来找我们主任的患者会更信任他一些，因为他的资历、临床经验比较丰富，更容易让人信服。而我刚来医院一两年，可能需要陪患者去办理入院啊，或者陪同取药过程中尽量帮助他们，取得信任。

Q5：您建议患者采纳一种治疗方法时，您会和患者商量治疗方案吗？

A5：商量，肯定是要商量。我一般都会征求患者的意见。

Q5c：如果患者不接受您的治疗方案的话，您会怎么做？

A5c：一般会找到让他接受的办法，从来不会强制。而且一般患者做过几次治疗之后都会有好转，所以慢慢也会接受了。

Q5d：您认为您这样的做法是要说服患者还是要跟他一起找到双方都能接受的办法？

A5d：是的。

Q6：患者会经常不认同您的治疗方案吗？

A6：少，一般人都会同意。

Q6e：如果不同意的话，在哪些方面不同意？

A6e：这个问题我们科室还专门讨论过，我们觉得有些是因为不信任，觉得白浪费钱；有些是因为我们医院的级别不够，不能取得完全的信任。

Q6f：他们一般怎么去表达不同意？

A6f：因为每个人的性格不同，有的人直接表示反对。有的人接受两天治疗后再说。

Q7：别的医师说他们常常和患者一起决定治疗方案，您也是这样和患者一起商量吗？

A7：一起决定。

Q8：在会诊过程中，您觉得患者应该怎么和您配合？

A8：我们作为医师，有自己的职业道德，要先让患者明白，你这么做是为了患者好。我觉得最好的配合就是信任我们，相信我们，理解我们，让做什么检查和治疗都可以直接接受。可以跟患者真实地对话，让患者尽量不隐瞒病情。

Q9：在会诊过程中，您认为和患者的交流重不重要？重要的话，请说明一下原因。

A9：重要，如果不跟患者交流沟通，你根本无法探知患者的病情，你也不能知道患者在想些什么。有的时候你跟他闲聊的时候，他最放松的时候，更容易把自己的一些真实感受和想法表达出来，对那些不爱说的患者来说。比如有的打架什么的，很容易就在闲聊中问出来。

Q9m：您与患者沟通的方法是别人教您的还是您自己学到的？

A9m：主要是老师教的。还有在医院实习中自己去观察老师是怎么看病的，自己再去琢磨。上了工作岗位以后，有时候也会在交流沟通中出现失误啥的，这个时候同事或者主任会告诉你，你在哪些方面出现了错误，自己以后也就注意了，改进了。

Q10：在您的会诊过程中一般采取哪些步骤？

A10：就是蒙医的基本三诊。

Q11：您为什么进行上述步骤？

A11：蒙医基本差不多。

Q12：您会怎么描述您在会诊的角色？

A12：就是普通医师的角色。

Q13：您在会诊过程中想达到哪些目的？

A13：主要是为了治愈患者。

Q14：您怎么描述您患者的类别？

A14：我觉得没有什么分类，看待患者是一样的。

Q15：您还有别的意见和建议吗？

A15：因为我的临床经验什么不多，所以还真说不出来什么。


访谈对象 2：

姓名：乌云花

性别：女

出生日期：1989 年 4 月 21 日

临床工作年限：1 年 6 个月

专业：蒙医学

就职单位：内蒙古医科大学附属医院蒙医科


Q1：医师和患者相互问候之后，您会问患者什么问题？

A1：问他/她哪里不舒服，为什么过来就诊。

Q1a：为什么问上述问题？

A1a：因为他们一般不舒服了才会过来找医师，所以我要先问他主要疼痛或难受的地方。

Q2：如果患者说他没懂您说什么，您将采取什么办法来加以解释，说明您的意思？

A2：我应该用通俗的话语来解释，比方说患者不清楚不了解我们的医学术语，那我就应该用通俗的方式给他解释。比如说老年人的话应该跟他的孩子、陪护人员先沟通一下，让他们帮忙解释。要是年轻的患者的话那就自己沟通，有些老年人或者不懂普通话（中国话），只懂得方言的话，那就跟他的儿子女儿或者其他家属进行沟通。

Q3：您跟患者如何在那么短的时间建立起来信任？

A3：首先态度上我们一定要随和，有些人看到医师或者护士会特别紧张，一般让他们先放松，把真实的一面展现出来。然后有的人不告诉你真实的情况下，我们应该通过问题深入挖掘内在真实情况，彻底地问出来。比如以前有别的病史的患者，他们一般就不想告诉你自己以前的病史，这种情况下先跟患者或者家属了解情况，我们才能了解得更彻底，让患者更信任。对于信任，最主要的是态度，态度不好了，患者想说什么也不愿意开口了，尤其是一些不好意思说的患者。对待他们要像春天般温暖，让他们更愿意跟你倾诉。

Q4：您建议患者采纳一种治疗方法时，您会和患者商量治疗方案吗？

A4：会商量，有一些必要的检查和治疗会先告诉患者，主要是解释一下为什么做这些检查和治疗。

Q4c：如果患者不接受您的治疗方案的话，您会怎么做？

A4c：一定会和患者商量，尽量去说服患者，还有一些有必要的检查和治疗他不同意也不会强制进行，但是会建议，患者不同意就想办法说服他的家属，因为是为了患者负责。一般患者会听从。除非特别犟的人，也会告诉他不治疗的后果和治疗的好处，尽量去说服他。

Q4d：您认为您这样的做法是要说服患者还是要跟他一起找到双方都能接受的办法？

A4d：主要治疗这方面是为了患者能早日康复，另一方面患者既然来医院来找我了，我尽量用最有利的方法来治疗他。

Q5：患者会经常不认同您的治疗方案吗？

A5：没有，一般都会同意。

Q5e：如果不同意的话，在哪些方面不同意？

A5e：一方面是经济条件，经济条件不好的话会不愿意花费太多的钱。比如有的实在是负担不起，这种情况就可以在大医院明确诊断后去当地医院治疗，毕竟这里的消费要比当地医院高一些，相对应地这里的医疗条件肯定要比地方医院条件好。而且一般性的检查和用药地方医院也是不错的。比如一些简单的疾病也没必要来大医院就诊。

Q5f：他们一般怎么去表达不同意？

A5f：有的时候因为我们也不敢说百分之百就能治疗好，所以有的患者就说我不想用这个药。但是我们一般会建议这种药的好处，比如说改善循环的药啊营养神经的药啊之类的。患者会说我不想用，这种情况最好还是能说服他。极少部分人会直接说不想用，但是只是很少一部分。

Q6：别的医师说他们常常和患者一起决定治疗方案，您也是这样和患者一起商量吗？

A6：这个不能说跟患者一起商量着决定，应该是治疗方案自己定了之后再跟他们说一下，患者实在不同意的情况下跟他们商量一下，一般都是自己决定。但是不同意的情况也是极少数的。在医患关系中还是医师起主导作用。

Q6g：如果患者愿意和您商量的话，您将采取什么方法和他一起决定治疗方案？

A6g：就是自己制订完方案告诉患者。也是提供多种方案供患者选择。

Q6h：患者一般最愿意和您商量治疗方案的哪些环节？

A6h：患者在意的只有用了这个方案之后我的病能不能好。这个问题不太好回答，毕竟看病不是做买卖。

Q6i：如果患者不愿意和您商量治疗方案的话，您认为是因为什么原因？

A6i：有的患者的防范意识特别强，好像医师会骗他们的钱一样。然后有的患者自己上百度啊互联网啊自己查，然后告诉医师我们应该这样治疗或者那样治疗，他们给提供方案来，尤其年轻的这种多一些。

Q7：在会诊过程中，您觉得患者应该怎么和您配合？

A7：我们的理想状态是我们问啥问题，患者就能如实回答什么问题。比如说查体的时候，我是女医师，有的男性患者就不好意思，我觉得没什么，患者和医师之间应该没有秘密。我们一般这种情况下不是自己过去，而是带一个同事或者学生一起给患者查体。

Q8：在会诊过程中，您认为和患者的交流重不重要？

A8：重要，特别重要。

Q8k：重要的话，请说明一下原因。

A8k：因为有时候不交流，不让他自己说清楚，通过查体可能不能完全了解。交流主要是为了了解病情，单纯通过查体判断不一定准确。尤其是他的过往病史、职业环境啊心态啊等。都是问出来的。

Q8m：您与患者沟通的方法是别人教您的还是您自己学到的？

A8m：学的时候书本上也有，但主要是实习的时候老师告诉我们，自己上了临床以后能慢慢了解更多的情况，也包括蒙医问诊的重要性。更多是在实践过程中慢慢累积的。单独课本上的东西比较死板，没那么灵活。

Q9：在您的会诊过程中一般采取哪些步骤？

A9：首先是问诊，问患者基本信息。多大年龄，性别一般都能看得出来就不问了，职业啊之类的，婚姻状况也需要问。然后再问一下主要不舒服的地方。之后再问一下这个不舒服的地方的周围，或者什么时间开始的，怎么开始的，什么情况下会加重。过去有没有疾病，家族有没有遗传病，个人有没有抽烟喝酒等不良嗜好啊，然后把该问的问完以后进行查体。基本问完这些情况自己要有一个基本的判断，再通过看诊、触诊、查体进一步验证。

Q10：您为什么进行上述步骤？

A10：还是通过实践自己了解得更多一些。之前是看别的医师进行学习，然后再寻找摸索适合自己的。

Q11：您会怎么描述您在会诊的角色？

A11：首先还是医师和患者的关系，如果有的人吞吞吐吐，说不出来不好意思说的时候，你应该像朋友一样亲切地对待他。

Q12：您在会诊过程中想达到哪些目的？

A12：就想了解患者的真实病情。

Q13：您怎么描述您患者的类别？

A13：对待每个患者的态度肯定是一样的，交流的话还是有不同的，毕竟每个人都不同。对待患者的态度和心情是一样的，但交流方式肯定要因人而异。有的人说话直接一点，有的人委婉一点，都要分人或者分情况。

Q14：您还有别的意见和建议吗？

A14：这个还真不好说，因为毕竟临床经验也不多，上临床才一年多。可能有时候觉得有些医师态度实在是不太好，跟患者不是深入地挖掘他生病的原因什么的。患者方面的话不应该隐瞒病情，这样可以让彼此都少走弯路。医师对患者多一点耐心，患者对医师多一点理解。

## 新手组（西医）

访谈对象 1：
性别：男
出生年月：1988 年
临床经验：6 年
专业：内科学

Q1：医师和患者相互问候之后，您会问患者什么问题？

A1：我一般是在病房里，会问他们为什么在那里，发生了什么，或者说是什么让他们生病。然后我开始深入研究这个问题。

Q1a：为什么问上述问题？

A1a：因为这是我第一次在医院看到他们，我唯一能问他们的就是发生了什么。

Q2：如果患者说他没懂您说什么，您将采取什么办法来加以解释，说明您的意思？

A2：我尽量不使用专业术语，而是举具体的例子：如果我看到一个患者有肺水肿，我不会这样告诉他术语，会表示为他的肺里有水，他的心脏比平常工作得少。我试图找到理解的信号。

Q2b：您为什么利用上述方法？

A2b：这主要是因为我的患者的年龄一般较大，而且没有跟上时代的步伐。如果30～40岁的人读医学和读体育一样多，老年人通常不知道我们在说什么。这也取决于他们的教育。我有一个80岁的老人，他的妻子是一位非常著名的妇科医师，她真的知道很多。

Q3：您建议患者采纳一种治疗方法时，您会和患者商量治疗方案吗？

A3：是的，但不是很了解什么是最好的做法，如果有不止一种选择，我们会一起讨论它。通常，我知道我是否更喜欢第一种选择而不是另一种，试着用一种患者理解的方式来描述这种选择，也许接受我的建议会更好。事实上，有多种选择的情况并不常见。你一步一步地进行，每一步都要排除一些选项；你从一般情况开始，然后进入具体细节。

Q3c：如果患者不接受您的治疗方案的话，您会怎么做？

A3c：这并不经常发生，也因为他们大多是老年人，他们中的很多人都会对我有一定的尊重，并且倾向于相信我。还有一点是因为他们担心如果他们的问题没有得到正确的关注会有什么后果。这在年轻的患者中更常见。通常，他们的困惑是由虚假信息引起的，通过用一种友好的方式与他们交谈，你通常会设法找到一种方法来清除错误的信息，这样最终就有可能说服他们。通过说服他们，你试图达成一个共同的决定。

Q3d：您认为您这样的做法是要说服患者还是要跟他一起找到双方都能接受的办法？

A3d：通常是说服，但这也取决于患者是没什么危险的情况下。如果我们说的是一个急需输血的患者，我的目标就不再是试图说服他们。同样的道理也适用于允许我们诊断癌症的检查。但如果问题是让他待在医院给他静脉注射抗生素，但他想拿到药回家输，那我完全没有问题。但这种情况并不经常发生。

Q4：患者会经常不认同您的治疗方案吗？

A4：不，这主要发生在年龄更小的患者（40～60岁）。在40岁以下的人群中，你会再次发现大多数人都不太了解情况，所以更信任我们。我经常和我的同事们分享我的经验，我发现得到不太好的信息会减少对医师的信任和尊重。

Q4e：他们一般怎么去表达不同意？

A4e：在很多不同的方面，他们通常不会直接说"不，我不同意"。

Q5：别的医师说他们常常和患者一起决定治疗方案，您也是这样和患者一起商量吗？

A5：是的，当决定涉及到患者的风险时。一个长期服用抗凝药物以避免中风的患者，他的结肠有出血的问题，你可能不得不决定停止服用。在这种情况下，你必须解释你如果继续服用抗凝药，那么伤害将可能高于疗效。所以，如果有伤害的话，你可以和患者或患者家属讨论，但是如果你必须服用阿司匹林，你可以不做太多讨论就服用。我们共享的信息往往与所面临的风险成正比。

Q5f：如果患者愿意和您商量的话，您将采取什么方法和他一起决定治疗方案？

A5f：我和他们交谈，解释当前的情况并且告诉他们我们需要做出的决定，这里要阐明每个决定为的是患者可以重新获得健康。我们总是用推理来让患者明白我们在做什么。

Q5g：患者一般最愿意和您商量治疗方案的哪些环节？

A5g：参与最多的情况是当我们不得不改变他们的习惯的时候。如果我们要增加或减少一颗药丸，习惯每天服用 10 颗药丸的老年患者甚至不会有丝毫的改变。他们只有在你提议在家里吸点氧气或者他们必须停止吃东西的时候才会改变习惯。在任何情况下，大多数人都以一种相当被动的方式生活在医院里，就好像他们住院的时候，他们只是把自己托付给了医师。

Q6：在会诊过程中，您觉得患者应该怎么和您配合？

A6：当患者不问任何问题时，我通常会感到非常的惊讶。希望他们能在自己的认知基础上去提出一些问题，而不是盲目的。

Q7：在会诊过程中，您认为和患者的交流重不重要？

A7：绝对的重要。如果你在第一次见到患者时做了自我介绍（这不是每个医师都会做的事情），那么一切都是会以积极的方式开始。我是一个很有幽默感的人，尤其对老年患者来说，依靠这种方法更容易建立良好的关系和建立信任。我觉得交流也是一种治疗和处理复杂时刻的方法。

Q7m：您与患者沟通的方法是别人教您的还是您自己学到的？

A7m：我是在临床中学到的。在五年内，你会发生翻天覆地的变化。刚开始的时候，你很害羞，很难回答某些问题，但随着时间的推移，你会变得更加自信，甚至在你没有答案的时候，你也能试着给出答案。

Q8：在您的会诊过程中一般采取哪些步骤？

A8：如果是第一次，我走进房间，自我介绍，在我开始检查之前，我们先聊一会，我让他们告诉我发生了什么，这样我们就开始建立融洽的关系。这样，当我开始体检时，就容易多了。然后，当我完成了检查，如果我觉得患者可能有一些问题，我会告诉他们住院的话环境是如何，可能我们需要进一步的检查；这样他们也会感到满意，而不是被动地接受。最后，我问他们是否有任何问题，或者他们是否还有什么不明白。

Q9：您为什么进行上述步骤？

A9：我发现这个步骤很有用，我真的无法想出来一个不同的。这是我作为学生观察其他医师时看到的。除了个人差异（比如介绍自己或不介绍自己），我很少看到有什么不同的做法。

Q10：您会怎么描述您在会诊的角色？

A10：我把自己定义为一个检查患者的人。如果我像许多人一样把我们的职业看作是公共服务，那么医师就是一个必须不断收集信息的观察者。当人们来到医院的时候，他们可能会觉得他们是来接受公共服务的，但是在医疗领域你不能这样看。有些医师将时间和精力放在提升服务水平上，但部分医师更愿意将时间和精力放在提升专业水平上。

Q11：您在会诊过程中想达到哪些目的？

A11：我想对患者的病情有一个最清晰的了解，当有灰色地带或不清楚的事情时，我需要找到线索来解决这些疑问。我认为我能够让患者理解诊断，接受治疗并且能够知道我的目标，这就是当你开出正确的治疗处方时所发生的事情。

Q12：您怎么描述您患者的类别？

A12：会用年龄的大小进行分类，还有就是受教育水平。

Q13：您平均对一位患者进行会诊需要多长时间？

A13：在病房里要视情况而定，但通常在5～20分钟。但这取决于情况到底有多复杂。如果复杂，我会花更多的时间看他们的检查报告。

Q14：一般患者和医师见面接触时可能就很短的时间，那您是怎么在那么短的时间建立起来一种信任？

A14：我认为这在一定程度上是对患者的一种防御机制，当他们发现自己站在一个陌生人面前时，他们会更关注积极的方面而不是消极的方面。但也许是因为他们所得到的关心的多少才是关键。我注意到，当我花更多的时间和他们解释一些事情时，他们会松一口气。这真的很重要。这是建立信任的关键，当事情出错的时候，这是非常有用的，因为患者知道那一刻你告诉了他们所有的事情，你解释了所有的事情，所以他们愿意和你一起面对。


访谈对象2：

性别：女

出生年月：1985年

临床经验：6年

专业：内科学


Q1：医师和患者相互问候之后，您会问患者什么问题？

A1：他感觉如何，他是否感到疼痛。

Q1a：为什么问上述问题？

A1a：首先，患者把他们的痛苦主观表现了出来，所以了解他们如何看待他们自己感受到的变化是事情进展的一个关键。可能有一些症状只有他们自己能察觉，可能没有告诉医务人员。所以，如果我们不给他们机会告诉我们那些重要的信息，那么我们就不能以最好的方式计划我们的治疗方案。最后，让他们多说一些话可以让我们更容易理解他们到底发生了什么。

Q2：如果患者说他没懂您说什么，您将采取什么办法来加以解释，说明您的意思？

A2：大多时候是举例子，举那些接近他们的日常生活的例子。

Q2b：您为什么利用上述方法？

A2b：部分原因是我们遇到的患者，大多是上了年纪的，他们来自社会底层，没怎么上过学。

Q3：您建议患者采纳一种治疗方法时，您会和患者商量治疗方案吗？

A3：是的。

Q3c：如果患者不接受您的治疗方案的话，您会怎么做？

A3c：首先，这里的最终决定必须由主治医师（被访谈者是见习医师）做出，但如果这种疗法是我们认为能拯救生命的疗法之一，那我们会尽全力解释这种疗法的重要性。在其他情况下，比如氧气，你有不止一个选择，你可以寻找一个折中方案。但如果患者没有呼吸了，你甚至不需要征得同意就必须立马抢救。所以我们必须找出每个人都最适合自己的治疗方法。

Q3d：您认为您这样的做法是要说服患者还是要跟他一起找到双方都能接受的办法？

A3d：我想说的是要找到一个双方都接受的方法，我觉得这更公平，但如果我们讨论的是紧急救生治疗的话，那就不会。

Q4：患者会经常不认同您的治疗方案吗？

A4：不，很少。

Q4e：那这少部分人一般是在哪方面不同意呢？

A4e：有的人不想进行身体检查。这可能发生在年纪较大的患者身上，他们觉得进一步检查也没什么意义。但通常情况下，如果他们接受被带到医院住院治疗，那么他们至少会接受最重要的治疗。

Q4f：他们一般怎么去表达不同意？

A4f：他们询问你，看看还有没有别的办法。他们通常不会直接说不。他们会试着去询问，看看是否还有其他更能让他们接受的东西没有。而且他们更想知道他们的反对是否有用。通常，最多的反对意见是出于对疼痛或后果的恐惧。

Q5：别的医师说他们常常和患者一起决定治疗方案，您也是这样和患者一起商量吗？

A5：如果我不得不考虑我们的处境，我不得不说，大多数经历过急性发作的慢性患者，或者晚期情况的患者，他们的决定经常和他们的亲属有很大的关系。一个对我们来说非常困难的决定是决定送他们回家，这真的很沉重。患有合并症的患者病情恶化需要被送回家就像他们一稳定下来就被送回家一样。如果他们能理解我们试图让他们参与进来，但为了了解家里的情况，我们需要让亲戚参与进来。相反，如果我们必须决定某种疗法，我们就会做出决定。如果患者不能理解，医师会签署强制性检查的文件，除非他们有合法的监护人。

Q5g：如果患者愿意和您商量的话，您将采取什么方法和他一起决定治疗方案？

A5g：我尽量仔细倾听他们的需求。我们有内部的社会援助服务和"医疗保障"服务，帮助我们在最困难的情况下可以住院。我希望学到的一件事是能够在我的决定中保持坚定：如果我知道某件事是最好的选择，是不会因为恐惧而让步。

Q5h：患者一般最愿意和您商量治疗方案的哪些环节？

A5h：我们解释所有的阶段。一旦他们来了，患者和他们的家人，我们做的第一件事就是和他们交谈，让他们对所有阶段都有所了解。

Q6：在会诊过程中，您觉得患者应该怎么和您配合？

A6：他们可以看到留在这里（住院）的积极一面。如果我们仍然不确定病因是什么，他们可能会给我们更多的耐心和理解。

Q7：在会诊过程中，您认为和患者的交流重不重要？

A7：是的。

Q7i：在哪些方面呢？

A7i：如果我想一下我正常的一天，我花15分钟和他们在一起聊天，那么你会发现每个患者都在等待这一刻。他们想告诉你他们今天的变化，这时你需要非常仔细地听他们告诉你的事情，有时我也会告诉他们一些事情，比如他们做过的测试结果。当他们和你谈话时，他们会注意你的反应来理解更多。还有一种棘手的情况，就是当患者没有被告诉检验结果时。比如癌症患者身上经常发生，医师并没告诉患者他身体的真实情况，这种情况下，与患者的交流往往更复杂。

Q7m：您与患者沟通的方法是别人教您的还是您自己学到的？

A7m：不，我自己研究的。在医学院的时候，我们确实和心理学家上过几堂课，但那是一年内的几个小时。当更有经验的师生与患者交谈时，我会试着去观察他们是如何做到的。

Q8：在您的会诊过程中一般采取哪些步骤？

A8：我先做自我介绍，然后问他们感觉如何，夜晚过得怎么样，我们聊了一会（我指的是病房里的情况）。接着是身体检查，我检查他们的生命体征，我试着理解他们所描述的症状。如果在体检过程中没有出现问题，我们会继续检查。如果这是第一次会诊，就会有一个完整的收集信息阶段来了解他们是否吸烟，是否喝酒，家人还有谁，谁能支付他们的费用。在这部分之后，我们回到办公室，写下我们与患者交谈的一切，并通过分析他们的检查结果来决定治疗方案。

Q9：您为什么进行上述步骤？

A9：这是我所学到的，主要取决于工作条件。但我觉得在任何地方，它的流程都是一样的。

Q10：您会怎么描述您在会诊的角色？

A10：在某种意义上，我是主角，也就是说，我是和主治医师一起进行会诊的人，但是我必须具备临床批判性思维。

Q11：您在会诊过程中想达到哪些目的？

A11：了解是否从前一天起就发生了变化以及可能出现的新疗法；或者，万一诊断上的疑问仍然存在，去了解是否有什么可以帮助患者。

Q12：您怎么描述您患者的类别？

A12：大部分是老人。我能区分两类：老年慢性病和急性病。

Q13：您平均对一位患者进行会诊需要多长时间？

A13：大约 15 分钟。

Q14：一般患者和医师见面接触时可能就很短的时间，那您是怎么在那么短的时间建立起来一种信任？

A14：这是困难的，尤其是作为实习生。如果我独自一人，我会试着开玩笑，多说几句话。如果我有时间，我会顺便去拜访患者。他们通常会事先相信你，这对我很有用。他们中的大多数人从一开始就有积极的态度，所以你只需要关注他们的一个问题，然后你就开始建立融洽的关系。但是有时候我们花在患者家属身上的时间可能比花在患者身上的时间还要多。

Q15：您还有什么要补充的吗？

A15：因为我们有四张床的房间，所以我觉得尊重患者的隐私和患者之间彼此尊重彼此的隐私是很重要的。如果亲属在房间里，我们会让他们离开。可是通常情况下，由于我们赶时间，可能就不多顾及这些。例如，今天我问某人是否愿意在四个人的房间里，当着其他患者的面做 HIV 检测。有时候有些人不喜欢谈论自己，但我也认为很多时候我们是比他们更不安的人。